QUE SAIS-JE?

La grossesse et les drogues

FILIPPO FERRARO
Pédiatre
Diplômé de Médecine fœtale
Médecin des Hôpitaux
au Centre hospitalier de Cambrai

ISBN 2 13 049464 1

Dépôt légal — 1re édition : 1998, novembre

PRÉFACE

Je suis surpris moi-même par le caractère exceptionnel d'un ouvrage sur le thème duquel on a déjà beaucoup écrit, surtout aux États-Unis. En effet, faire une synthèse aussi complète, aussi détaillée en 120 pages tient du miracle. Si on ajoute à cela que le Dr Ferraro exerce comme pédiatre à Cambrai, c'est-à-dire un centre hospitalier général, donc non universitaire, on peut se dire qu'il existe encore dans la médecine française des hommes qui remplissent mes quatre critères en médecine : CHRT, c'est-à-dire compétence, honnêteté, rigueur, transparence. A cela, il faut ajouter que l'on peut trouver dans cet ouvrage un agenda complet des toxiques de plus en plus consommés par des femmes enceintes, en plus des opiacés et de la cocaïne, et qui comporte un chapitre sur le cannabis, pas aussi inoffensif que ne pourraient le croire ceux qui préconisent la liberté de la consommation. Qu'on y trouve un remarquable chapitre sur les hallucinogènes, dont le plus courant est le LSD, c'est normal ; par contre, c'est avec courage que Ferraro ajoute l'alcool et le tabac, dont la consommation licite, quoique légèrement restrictive, en fait des drogues les plus graves, compte tenu de l'hypocrisie formidable manifestée par l'État qui empêche, ou oblige à certaines publicités, pour reprendre dans la caisse financière, et politique, ce qu'il a fait semblant de manifester dans le domaine de la prévention. Ces deux derniers agents coûtent une fortune à l'État en soins, et pour ce qui est du tabac, une mortalité de 70 000 par an. Il apparaît donc que Ferraro se veut réformateur sur un laisser-aller honteux de tous les gouvernements français, dont le Pr Got a été un adversaire énergique, mais jusque-là insuffisamment efficace. Je recommande aux lecteurs de toute origine, scientifique ou non, deux chapitres exceptionnels préalables : un sur le développement du système nerveux du jeune, stade auquel, fœtus ou nourrisson, celui-ci peut subir des conséquences graves et définitives des drogues. Un autre chapitre qui est digne des plus grands éloges, et aussi scientifique que les précédents, montre à propos de chacune des drogues la manière physiopathologique dont elle atteint le système nerveux central et périphérique. Ces deux chapitres, présents tout au long de l'ouvrage, peuvent servir de bréviaire de connaissances synthétiques aussi bien à une personne sans formation préalable, qu'aux scientifiques les plus instruits. Il est étonnant de voir que ce livre est exemplaire et peut servir de modèle à tout livre médical que ce soit.

Fini le bavardage et le « n'importe quoi ». La rationalité l'emporte à chaque ligne et demande, bien sûr, au lecteur un certain effort de travail. Tous les étudiants futurs généralistes, tous les pédiatres, tous les accoucheurs, tous les enseignants et étudiants en sciences fondamentales, tous les pédopsychiatres et les assistantes sociales, tous les psychologues y trouveront leur intérêt. La fin du livre est consacrée à la pratique de la prise en charge au cours de ces différentes intoxications, dont on va devoir assumer la multiplication, en particulier chez les femmes jeunes, donc candidates éventuelles à une grossesse. Il n'y a pas eu, jusqu'à présent, de vrai débat sur la prévention de toutes ces drogues, dont certaines sont d'usage courant. Toute personne avide de s'intéresser à la société française de jeunes, au milieu desquels nous vivons, tirera un immense bénéfice des questions : quand, comment, pourquoi ? Il s'agit là d'une priorité du siècle, par conséquent d'un projet qui doit, en premier lieu, concerner, hélas, la classe politique.

Comme dans toutes ces intoxications, le droit à la liberté est considéré comme absolu, en fait la liberté ne peut être tolérée que dans la mesure où elle ne perturbe pas gravement le tissu social. Un livre du même sérieux doit concerner la scolarité et le retard scolaire, la misère et l'exclusion, la faim. N'oublions pas que l'enfant est l'avenir de l'homme et que démocratie et république ne se conçoivent qu'avec des règles strictes, et au besoin autoritaires. Cet ouvrage peut, sans aucun doute, être traduit dans toutes les langues, parce qu'il ignore, comme Épictète l'a souligné, le mépris de l'autre.

Alexandre MINKOWSKI,
Professeur émérite
à l'Université René-Descartes (Paris V).
Conseiller régional d'Ile-de-France.

INTRODUCTION

La drogue est un véritable drame mondial qui ronge l'homme lentement. Elle peut frapper l'enfant avant même sa naissance et laisser une empreinte qui le suivra toute sa vie future. Ce constat est alarmant mais bien réaliste. En effet, il faut entendre dans ce désastre universel non seulement les conséquences de certaines drogues illicites comme l'héroïne ou la cocaïne, mais aussi d'autres substances parfaitement licites telles que l'alcool et le tabac. Sur le plan pharmacologique, ce sont d'authentiques drogues tolérées et même valorisées dans nos sociétés où elles sont consommées abondamment malgré leurs conséquences désastreuses sur la santé, la famille et la société.

La toxicomanie, ou plutôt les toxicomanies ont de nombreuses causes. Face à des difficultés diverses, personnelles, relationnelles, familiales ou sociales les drogues peuvent apparaître comme des remparts, des boucliers, des protections..., en fait, des illusions et des leurres. Chaque jour la consommation de produits toxicomanogènes s'accroît. Les utilisateurs sont de plus en plus jeunes et la toxicomanie féminine est en nette augmentation régulière à travers la planète. Aucune drogue ne peut être compatible avec l'épanouissement d'une grossesse heureuse. Toutes ces substances toxiques, consommées au cours de la grossesse, sont transmises au fœtus avec des conséquences potentiellement sévères pour sa vie future.

Cet ouvrage traite, de manière non exhaustive, les principales conséquences des drogues sur la mère, le fœtus, l'enfant, et discute les modalités de prises en charge de ces problèmes toujours délicats. Les effets néfastes des drogues sur l'adulte sont assez bien connus. Par contre, les conséquences de la toxicomanie chez la femme enceinte et sur le développement du fœtus et de l'enfant à venir demeurent encore mal connues de la population générale en France et dans la plupart des pays européens. La grossesse chez la femme toxicomane est une éventualité de plus en plus fréquente. Les complications obstétricales, fœtales et néonatales sont nombreuses, des plus bénignes aux plus dramatiques.

Contrairement aux États-Unis, il y a très peu d'ouvrages en France et en Europe concernant ces graves problèmes d'actualités. Il m'a semblé important de réaliser ce livre de synthèse sur les complications obstétrico-pédiatriques liées à la consommation maternelle de produits toxiques qui est hélas en expansion constante et inquiétante. Ce travail peut intéresser, notamment, l'ensemble des professionnels qui s'occupent de la toxicomanie, de la femme enceinte, et ceux qui ont en charge la santé, la prévention et l'éducation de l'enfant. Il peut servir à communiquer une certaine connaissance de la toxicomanie et de ses conséquences à la jeunesse qui demeure la première concernée par ce fléau.

PREMIÈRE PARTIE

GÉNÉRALITÉS

Chapitre I

LES DROGUES ET LA TOXICOMANIE

La consommation de drogues est certainement un phénomène universel et particulièrement ancien. L'homme a toujours été tenté par l'utilisation de substances actives sur son psychisme qui lui apporteraient des sensations agréables.

I. — **Définitions**

Il est intéressant mais toujours difficile de donner une définition de la drogue. Une drogue est un produit étranger à l'organisme qui peut entraîner des phénomènes de pharmacodépendance et de tolérance. L'Organisation mondiale de la santé (OMS) a défini, en 1957, la toxicomanie comme une intoxication qui résulte de la consommation périodique ou chronique d'une substance naturelle ou synthétique pouvant entraîner un désir contraignant de consommer le produit et de s'en procurer par tous les moyens. Cela peut avoir des conséquences néfastes pour l'individu et la société, mais aussi entraîner un phénomène de tolérance au produit et un syndrome d'abstinence avec des symptômes physiques et/ou psychiques lors de l'interruption brutale de sa consommation.

Cette définition ne peut être cependant retenue pour tous les produits car, par exemple, les hallucinogènes n'occasionnent pas toujours de dépendance.

Il y a deux notions importantes à retenir : la dépendance et la tolérance à une substance. La dépendance peut être psychique et/ou physique. Elle est liée à une pulsion qui pousse l'individu à consommer périodiquement ou continuellement une drogue afin d'obtenir un plaisir plus ou moins intense, ou d'éviter la survenue d'une sensation de malaise. La dépendance physique est caractérisée par la survenue de manifestations somatiques parfois dramatiques lors du sevrage. Elle peut être psychique, et caractérisée notamment par la survenue de manifestations d'angoisses, qu'implique le retrait du toxique qui alimente le désir d'une nouvelle prise.

Les toxicomanes présentent fréquemment des perturbations psychologiques. On peut constater des organisations d'ordre névrotique, psychotique, et dans la plus grande majorité des cas des états dits « limites ». Une majorité de toxicomanes se retrouvent dans une précarité extrême dans nos sociétés où ils sont encore le plus souvent marginalisés. Beaucoup d'entre eux sont démunis et souffrent d'une exclusion sociale. Il existe des liens étroits entre toxicomanie et exclusion sociale. La toxicomanie des rues reste mal connue car difficilement repérée et évaluée. L'exclusion sociale est certainement un des facteurs aggravant la toxicomanie et rend extrêmement difficile l'accès aux soins publics qui sont pourtant nécessaires. Il se crée souvent un véritable cercle vicieux entre la toxicomanie et la précarité. En France, on estime qu'environ 75 % des toxicomanes sont sans emploi. De plus, notre système juridique met les toxicomanes dans une situation d'illégalité ce qui rend difficile une évaluation épidémiologique, de même la prise en charge de cette population qui en a pourtant particulièrement besoin.

Il y a une véritable hypocrisie des systèmes économiques mondiaux qui poussent de très nombreux agriculteurs de pays en voie de développement à cultiver des feuilles de coca, du pavot, du chanvre, etc., pour survivre car les cultures classiques telles que le cacao, le café, etc., ne leur permettent pas un minimum de vie décente. Il se développe une vraie économie frauduleuse par la production de ces drogues qui enrichit quelques-uns mais sacrifie toute une jeunesse à de terribles calvaires à travers la planète.

La toxicomanie a des conséquences destructrices multiples et parfois même avant la naissance d'un enfant, au cours de sa vie intra-utérine.

II. — La toxicomanie féminine

La toxicomanie peut atteindre tous les milieux de la société, et les deux sexes avec un accroissement régulier du nombre de femmes qui reste néanmoins difficile à évaluer avec précision. L'aspect illégale de la toxicomanie est un facteur majeur de difficultés épidémiologiques. Néanmoins, en France, on estime que plus de 20 % des toxicomanes ont des enfants. Il y aurait environ 20 à 25 % de toxicomanes de sexe féminin en France. Aux États-Unis, près de 10 % des nouveau-nés naissent de mères ayant consommé des drogues illégales au cours de leurs grossesses. La grande majorité de ces femmes sont issues des milieux défavorisés et notamment de la population noire et portoricaine. La maternité, qui est un événement bien légitime chez toute femme, est généralement une situation délicate et particulièrement difficile à gérer chez les femmes toxicomanes. La fréquente précarité sociale de ces femmes est à l'origine de situations dramatiques où la prostitution a une place malheureusement importante avec ses complications qui engendrent un terrible cercle vicieux. Il est vrai qu'actuellement la toxicomanie féminine est moins importante que la toxicomanie masculine, mais les nombreuses complications sanitaires, sociales et familiales sont plus dramatiques chez les femmes qui sont souvent aussi des mères. L'explosion épidémique du SIDA ces dernières années a touché durement la population générale des toxicomanes. D'autres infections atteignent fréquemment les toxicomanes. Les infections chez les femmes enceintes peuvent être transmises à leurs fœtus avec des conséquences potentiellement sévères.

La grande majorité des substances toxiques, qu'elles soient licites ou illicites, consommées par les femmes au cours de leurs grossesses peuvent avoir une action directe ou indirecte sur l'embryon et le fœtus en développement. Ces situations peuvent avoir des conséquences dramatiques pour le devenir ultérieur de l'enfant. Toutes les drogues illicites et même celles licites, comme l'alcool ou les benzodiazépines, ont des actions principalement sur le système nerveux central. De plus, la cocaïne possède des activités importantes sur l'appareil cardio-vasculaire. Il est donc indispensable d'avoir certaines notions de base sur le fonctionnement du système nerveux central et de l'appareil cardio-vasculaire, ainsi que sur le développement physique et psychologique du fœtus et de son environnement pour une meilleure compréhension des actions possibles des drogues chez la mère et son enfant.

Chapitre II

NOTIONS D'EMBRYOLOGIE ET DE PHYSIOLOGIE

I. — **Développement de l'embryon et du fœtus**

Deux grandes étapes caractérisent le développement de la vie intra-utérine : l'embryogenèse et la période fœtale.

Les trois premiers mois de la vie intra-utérine correspondent à la période de l'embryogenèse, donc du développement de l'embryon. La période fœtale, qui s'étend du quatrième au neuvième mois de vie intra-utérine, correspond au développement du fœtus.

La fécondation correspond à la rencontre et la fusion d'un spermatozoïde avec un ovule. Cette union donne lieu à la formation d'un zygote qui contient le patrimoine génétique des deux parents. Dès lors, le zygote présente toute une série de divisions cellulaires avec une vitesse et une chronicité précises et bien établies pour chaque espèce. En plus de leur capacité de division, les cellules embryonnaires possèdent bien d'autres pouvoirs extraordinairement complexes. Parmi ces pouvoirs cellulaires, il y a la capacité de migration à des endroits bien précis, celui de s'adhérer les unes aux autres de façon spécifique, et celui de différenciation cellulaire qui rend les cellules du cœur différentes des cellules des reins, les cellules des reins différentes des cellules du cerveau, etc. Il existe également des cellules qui meurent à des endroits et à des moments bien précis du développement.

Progressivement, le placenta va parallèlement se former vers le troisième mois de grossesse pour assurer les échanges materno-fœtales. A la fin du premier mois de vie intra-utérine, les principales structures organiques vont se former et donner une forme générale de l'embryon. Le deuxième mois est celui de l'organogenèse qui est une période extrêmement importante pour le développement et une étape particulièrement vulnérable à des agressions extérieures. Un aspect « humain » de l'embryon va progressivement s'établir, avec un développement plus rapide de la tête.

Au sein de ce passionnant et complexe développement, le système nerveux central (SNC) se met en place en plusieurs étapes qui se chevauchent dans le temps mais qui seront analysées de façon distincte et simplifiée.

Dès le dix-huitième jour de gestation se forme la plaque neurale, qui est l'ébauche du SNC. De la troisième à la quatrième semaine va apparaître le tube neural. Entre le deuxième et le quatrième mois nous assistons au phénomène de prolifération des cellules nerveuses, c'est-à-dire des neurones. Les neurones se divisent pour se multiplier à une vitesse phénoménale, au rythme de 250 000 divisions par minutes ! Du troisième au cinquième mois de gestation s'effectue un phénomène particulier de mobilité cellulaire ; la migration des neurones. Chaque neurone se déplace pour migrer grâce à des guides cellulaires que sont les cellules gliales. Les neurones migrent de l'intérieur du cortex vers l'extérieur en suivant les guides gliaux. La vitesse de cette migration des neurones est d'environ un dixième de millimètre par jour. Le cortex cérébral est formé de six couches et représente la région périphérique du cerveau où se concentre la majeure partie des neurones du SNC. Pendant la migration, différents neurones stoppent leur course dans des couches bien précises et prédéterminées génétiquement. Puis débute vers la dix-huitième semaine de gestation, la phase de croissance, de développement et de différentiation cellulaire. Le neurone produit différents types de prolongements cellulaires : des axones et des dendrites qui servent notamment à établir des connexions multiples avec d'autres neurones et d'autres cellules spécifiques. Ces connexions particulières sont des synapses dont le nombre chez l'homme est astronomique et permettent, entre autre, d'établir des contacts, des messages à la base du fonctionnement cérébral moteur, mais également psychique. Les premières semaines de développement intra-utérin correspondent à la période la plus active des divisions des neurones et donc une des périodes les plus délicates où la nutrition de l'embryon dépend directement de celle de sa mère. L'ensemble du développement de l'embryon puis du fœtus dépend principalement des apports de nutriments et d'oxygène fournis par la mère à travers le placenta. Le cerveau du fœtus consomme à lui seul plus des deux tiers de l'énergie puisée chez la mère.

Le fonctionnement du SNC du fœtus va progressivement s'établir. Les mécanismes intimes de l'activité cérébrale du fœtus sont difficiles à évaluer précisément. Néanmoins, les connaissances sur le fonctionnement psychique du fœtus se développent depuis quelques années (on parle de psychologie du fœtus). Il est certain, comme le signalait déjà Freud dès 1926, qu'il existe une continuité entre la vie intra-utérine et la petite enfance et non pas une séparation brutale provoquée par la naissance. L'étude sensorielle prénatale s'est enrichie de résultats très intéressants. L'audition a particulièrement été analysée, et il se confirme que le fœtus, à un moment donné de son évolution, sait écouter et entendre. Les mécanismes de l'audition sont matures vers le cinquième et le sixième mois de grossesse. Le fœtus a notamment un lien privilégié et particulier avec la voix maternelle dont il effectue une discrimination qu'il gardera après la naissance par une mémorisation stupéfiante. Les autres sens du fœtus, que sont la vision, l'odorat, le goût et le tact, sont de plus en plus étudiés actuellement. Ainsi, les structures de réception visuelle sont fonctionnelles peu avant la naissance. La différenciation des organes olfactif et tactile est très précoce à deux mois de grossesse. La maturation des papilles gustatives a lieu vers trois mois de grossesse. Le fœtus humain reçoit donc un certain nombre d'informations *in utero* qu'il peut, avec ses possibilités, analyser et conserver un degré de mémorisation. Ce développement psychologique du fœtus est, bien entendu, fortement influencé par son entourage dont le principal reste la mère mais aussi l'environnement de celle-ci. Des perturbations physiques mais aussi psychiques de la mère peuvent avoir des retentissements divers sur le bon développement du fœtus et plus tard de l'enfant.

II. — **Physiologie**

1. **Fonctionnement des neurones.** — Le système nerveux est d'une extraordinaire complexité, dont le neurone, ou cellule nerveuse, est l'unité statique et dynamique (fig. 1). Très schématiquement le neurone est formé d'un corps cellulaire comportant un noyau. Des prolongements ou fibres nerveuses en nombre variable partent du corps cellulaire. Il existe une ou deux longues fibres, peu ramifiées, et à fonctionnement centrifuge « les axones », les autres fibres, nombreuses, en général courtes et très ramifiées, à fonctionnement centripète « les dendrites ». Grâce à ces diverses fibres nerveuses, chaque neurone est en relation avec de nombreux autres, et des neurones d'association relient les neurones entre eux pour former un gigantesque et complexe réseau d'interconnexion cellulaire hautement spécialisé. Ces

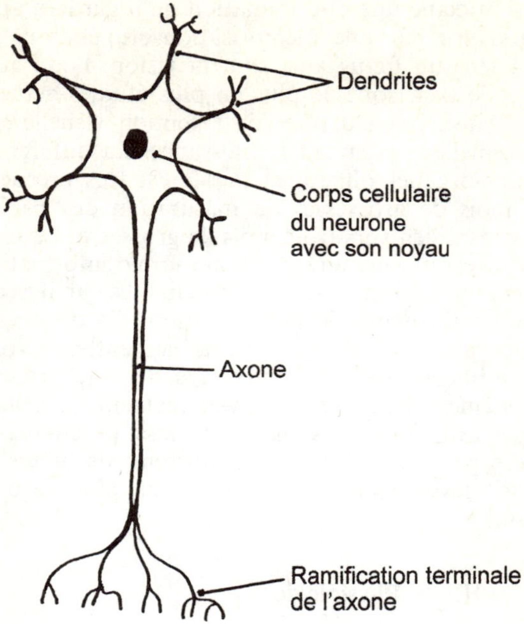

Fig. 1. — Représentation schématique d'un neurone.

interconnexions entre les fibres nerveuses sont appelées « synapses » dont le nombre croît infiniment plus vite que le nombre de neurones (fig. 2). Le nombre de neurones dans le cerveau de l'homme, qui est établi avant la naissance, est difficile à connaître précisément. On estime néanmoins que le cerveau contient près de cent milliards de neurones. On estime aussi que chaque neurone peut effectuer des synapses avec près de dix mille autres neurones. Il existe donc dans le cerveau humain près d'un million de milliards de synapses. Comme l'a signalé Edelman, c'est un véritable nombre astronomique, car si on voudrait comp-

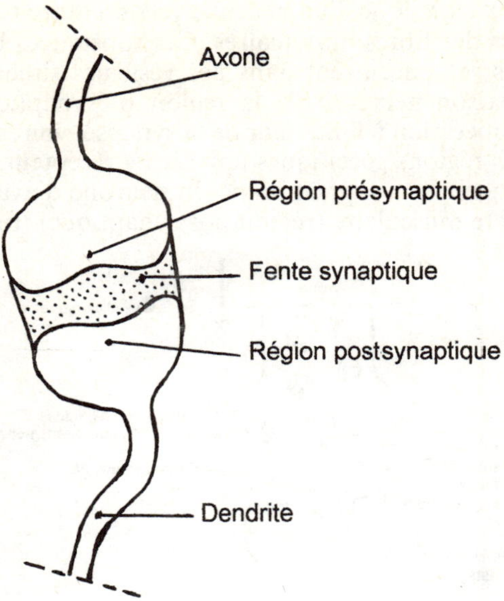

Fig. 2. — Représentation schématique d'une synapse de type axo-dendritique.

ter toutes les synapses du cerveau à raison d'une synapse par seconde, on aurait besoin de plus de trente millions d'années ! Cela laisse entrevoir la formidable puissance du système nerveux humain.

Les axones permettent la progression de l'influx nerveux, ou message, transmis à d'autres neurones ou à des fibres musculaires grâce aux synapses axo-dendritiques (de l'axone vers les dendrites), ou axo-musculaires (de l'axone vers le muscle). L'influx nerveux se propage et arrive au niveau de la synapse où il déclenche la libération de certaines substances biochimiques qui ont un rôle de médiateurs « les neuromédiateurs ». Ces neuromédiateurs sont des neurotransmetteurs qui permettent la transmission de l'influx nerveux électrique d'un neurone vers un autre neurone ou vers des fibres musculaires. Ces substances biochimiques se concentrent dans des vésicules situées à la terminaison nerveuse de la région présynaptique, et après libération à l'intérieur de la synapse, vont se fixer sur des régions spécifiques appelées « récepteurs » qui appartiennent à la membrane du neurone d'aval ou à une fibre musculaire (région postsynaptique) (fig. 3).

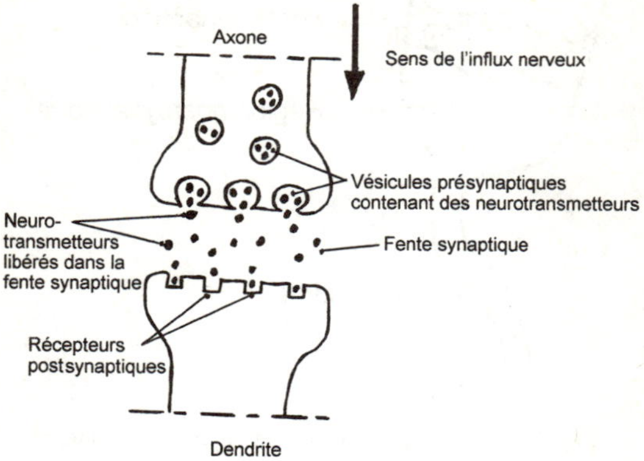

Fig. 3. — Schéma simplifié du mécanisme d'une synapse.

Les principaux neuromédiateurs sont des monoamines telles que la dopamine, l'adrénaline, la noradrénaline, l'acétylcholine, la sérotonine et l'histamine, ou des acides aminés tels que l'acide gamma-aminobutyrique (GABA), la glycine, etc. Ils possèdent un rôle fondamental dans les mécanismes de la transmission nerveuse. Les monoamines ont une homogénéité de structure biochimique par la présence d'une fonction « amine » et permettent le fonctionnement de la plupart des circuits des neurones cérébraux. Certaines de ces substances biochimiques sont aussi synthétisées par les glandes surrénales. Elles peuvent ainsi être libérées en concentration élevée dans la circulation sanguine dans les situations de stress, en provoquant une accélération du rythme cardiaque et respiratoire par la décharge d'adrénaline.

L'interaction du neuromédiateur avec son récepteur spécifique entraîne des réactions complexes et transitoires dans la cellule réceptrice pour modifier la perméabilité de la membrane cellulaire aux ions calcium, sodium et potassium. Cela provoque des modifications ponctuelles du potentiel électrique à l'origine de la transmission de l'influx nerveux. Le message biochimique se transforme en message électrique. Il existe des phénomènes biochimiques qui permettent de limiter dans le temps l'interaction du neuromédiateur avec son récepteur par une destruction enzymatique du neuromédiateur (par ex. destruction de l'acétylcholine par l'enzyme cholinestérase), ou par sa recapture au niveau de la membrane d'amont c'est-à-dire présynaptique.

Les neurones produisent un second groupe de neurotransmetteurs : « les neuropeptides ». Ils sont très différents sur le plan biochimique car ils sont composés de petits enchaînements d'acides aminés (peptides). Avec ces neuropeptides les neurones produisent de véritables messagers qui peuvent agir à distance au-delà des synapses comme de véritables « hormones ». Plus d'une centaine de neuropeptides ont été identifiés. Il y a, par exemple, le groupe des « opioïdes » endogènes qui agissent comme la morphine sur l'organisme (endorphines, dynorphines, enképhalines, etc.).

Il existe des interactions complexes entre les neuropeptides et les neuromédiateurs. Les récepteurs au sein du SNC sont également très divers. Il existe ainsi des récepteurs aux opiacés, d'autres qui peuvent fixer des substances hallucinogènes, des tranquillisants, des médicaments anti-épileptiques, etc.

2. **Activité de l'appareil cardio-vasculaire.** — L'activité cardiaque possède un automatisme mais est également liée au système nerveux par une action « sympathique » et une action « parasympathique ».

Ces deux actions interviennent aussi dans le tonus vasculaire de l'organisme. Ce tonus et l'activité cardiaque ont un rôle fondamentale dans le contrôle d'une « tension ou pression artérielle » normale. L'action sympathique est à l'origine, entre autre, de la sécrétion d'adrénaline et de noradrénaline qui ont les propriétés d'augmenter le rythme cardiaque, de réduire le calibre vasculaire, et donc d'élever la pression artérielle. L'élévation de la fréquence cardiaque augmente le débit cardiaque, et la réduction du calibre des vaisseaux augmente les résistances vasculaires. Par la formule de Poiseuille simplifiée la pression P apparaît comme étant fonction de deux paramètres, le débit cardiaque Q et les résistances vasculaires R :

$$P = Q \times R.$$

L'action parasympathique entraîne, entre autre phénomène, un ralentissement de la fréquence cardiaque par l'intermédiaire de l'acétylcholine.

3. **Physiologie du placenta, de l'utérus, du liquide amniotique et de la lactation.** — Le placenta a un rôle fondamental au cours de la grossesse en assurant, notamment les fonctions de nutrition et d'oxygénation de l'embryon et du fœtus (fig. 4). Il assure aussi une fonction endocrinienne.

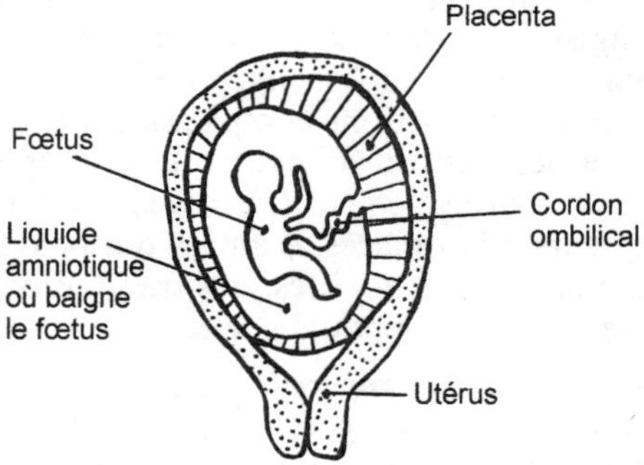

Fig. 4. — Représentation schématique d'un utérus gravide.

Le placenta possède une circulation sanguine particulière car deux systèmes circulatoires le traversent. Il se trouve situé entre la circulation maternelle et la circulation fœtale et permet les échanges entre ces deux circulations. Au sein de la circulation maternelle les artères utéroplacentaires amènent le sang artériel sous une pression élevée dans la chambre intervilleuse où il diffuse et est désaturé (fig. 5). Le sang est ensuite aspiré par les veines utéroplacentaires où il règne une pression basse. Au sein de la circulation fœtale, le sang, qui arrive dans les villosités par les branches des

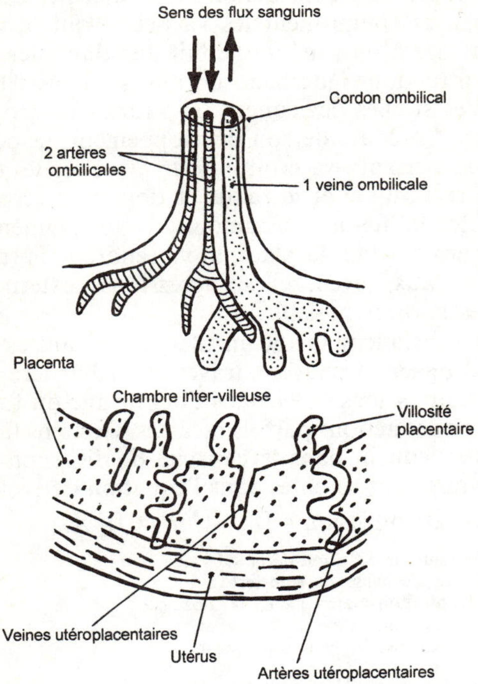

Fig. 5. — Représentation schématique de la circulation sanguine materno-fœtale.

artères ombilicales, est désaturé. Il passe ensuite dans les capillaires des villosités, en perdant son gaz carbonique et ses divers déchets métaboliques, et en s'enrichissant en oxygène et en différents nutriments indispensables à la croissance du fœtus. Le sang ainsi saturé rejoint la veine ombilicale en direction du fœtus. Chez l'homme, le placenta est particulier car il est hémochorial, c'est-à-dire que le sang de la mère se trouve directement au contact des villosités choriales. Cette particularité favorise les échanges de substances entre la mère et son fœtus.

Au cours des contractions de l'utérus, les fibres musculaires compriment les vaisseaux qui traversent l'utérus. Le débit sanguin ne fait que diminuer en cas de contractions utérines normales, mais il peut s'annuler si elles deviennent trop fortes ou trop prolongées. Au cours de son développement, la perméabilité du placenta va croître pour favoriser les échanges entre la mère et le fœtus et donc une croissance optimale du fœtus. Néanmoins, cette augmentation de la perméabilité du placenta va rendre le fœtus plus sensible aux éventuelles agressions externes de diverses natures possibles.

Des substances médicamenteuses ou autres (toxiques, drogues...) peuvent traverser la barrière transplacentaire, s'accumuler dans l'organisme du fœtus et y exercer des actions parfois néfastes. Certains facteurs qui interviennent dans la capacité de diffusion transplacentaire sont résumés dans l'équation de Fick :

$$\text{taux de diffusion} = [KA(Cm - Cf)]/X. ;$$

K = constante de diffusion de la substance ;
A = surface d'échange du transfert (aire) ;
Cm = concentration maternelle de la substance ;
Cf = concentration fœtale de la substance ;
X = épaisseur membraneux du placenta.

Bien d'autres éléments peuvent intervenir dans la diffusion transplacentaire de ces substances ; taille de la molécule, solubilité dans les graisses, ionisation, intervention d'une protéine porteuse, etc. La diffusion passive des substances médicamenteuses à travers le placenta demeure le principal mécanisme. Il est également important de souligner qu'il existe un métabolisme de certains médicaments au sein du tissu placentaire. Le passage transplacentaire de certains médicaments permet d'atteindre l'embryon ou le fœtus. Cela peut entraîner des effets secondaires indésirables pour le futur enfant, mais dans d'autres cas l'atteinte embryo-fœtale est volontairement recherchée pour des effets thérapeutiques précis (antibiotiques, antiviraux, corticoïdes, etc.).

L'utérus est principalement musculaire et possède un « tonus de base » d'environ 10 mm Hg, qui augmente très nettement au cours des contractions. Dans l'utérus il existe deux types de récepteurs « adrénergiques », qui sont donc stimulés par l'adrénaline ou la noradrénaline. La stimulation des récepteurs « alpha » adrénergiques active la contraction de l'utérus, alors que la stimulation des récepteurs « bêta » adrénergiques, au contraire, l'inhibe.

Tout au long de son développement, le fœtus se trouve au sein d'un liquide particulier, le liquide amniotique. Ce liquide indispensable au bien-être du fœtus est un élément particulièrement dynamique. Son origine est multiple. L'urine du fœtus participe grandement à la production du liquide amniotique. Les poumons du fœtus élaborent aussi une partie du liquide. Le revêtement cutané fœtal joue également un rôle dans cette production. Le liquide amniotique n'est pas statique mais possède une dynamique complexe avec de nombreux échanges entre différents compartiments. Ainsi, la déglutition fœtale a un rôle majeur dans cette régulation liquidienne. Les échanges entre la peau du fœtus et le liquide amniotique sont moins importants mais non négligeables. Il existe aussi des échanges particulièrement importants entre ce liquide et les membranes amniochoriales du placenta. Grâce à ces différents sites de production et d'échanges, le liquide amniotique est renouvelé régulièrement. Ce liquide a plusieurs rôles : échanges entre la mère et le fœtus assurant la nutrition, protection contre certaines infections, et aussi protection mécanique du fœtus. De nombreuses substances médicamenteuses, toxiques, ou autres introduites dans l'organisme de la mère, se retrouvent au sein de ce liquide amniotique. Elles peuvent être mises en évidence par la méthode de l'amniocentèse qui permet un prélèvement de ce liquide et son analyse.

Parmi l'ensemble des transformations de l'organisme maternel au cours de la grossesse, la modification des glandes mammaires permet le mécanisme de la lactation qui sera particulièrement bénéfique pour le futur nouveau-né. Le lait maternel possède des propriétés protectrices contre certaines infections du nouveau-né et du nourrisson. L'allaitement possède également un rôle important dans le domaine des relations entre la mère et son enfant. Il s'agit d'une période unique dans la construction de liens affectifs privilégiés particulièrement bénéfiques tant pour l'enfant que pour la mère. Le lait maternel est synthétisé par le tissu glandulaire mammaire. Il existe une barrière filtrante entre la circulation sanguine et le tissu glandulaire mammaire. Néanmoins, différentes substances exogènes, comme des médicaments ou des produits toxiques pris par la mère, peuvent, par plusieurs mécanismes, être excrétées dans le lait. Ces substances peuvent alors être transmises à l'enfant par l'allaitement. De même, il existe un passage possible de certains agents infectieux dans le lait maternel qui peuvent contaminer l'enfant dès sa naissance par la même voie. De nombreux facteurs interviennent dans le pouvoir de transfert de certaines substances de la circulation sanguine vers le lait, parmi eux on relève le degré d'ionisation et de solubilité de ces substances dans les graisses.

Chapitre III

ASPECTS PSYCHOLOGIQUES ET PHYSIQUES DE LA FEMME TOXICOMANE ENCEINTE

I. — Aspects psychologiques

Il est vrai que les grossesses ne sont pas très fréquentes chez les femmes toxicomanes. Il existe un véritable fantasme de stérilité chez les femmes héroïnomanes du fait de troubles des règles (aménorrhée ou oligoménorrhée), consécutifs de leur état général souvent altéré. Cela entraîne des arrêts de contraception à l'origine de la survenue inopinée de grossesses. Ces interruptions de contraception relèvent souvent de désir inconscient de grossesse et de maternité. Dans certains cas la femme arrête sa contraception en même temps que sa toxicomanie. La plupart de ces jeunes femmes toxicomanes souhaitent poursuivre leur grossesse lorsqu'elles se découvrent enceintes. Elles ont souvent une méconnaissance du début précis de leurs grossesses du fait de l'irrégularité menstruelle qu'elles présentent. Le déroulement général de la grossesse est habituellement difficile, notamment si la toxicomanie se poursuit.

On constate l'importante réduction de la place du futur père pendant la grossesse. Les pères, souvent toxicomanes eux-mêmes, présentent une fréquente instabilité dans leur vie ainsi que des troubles affectifs. La plupart des femmes toxicomanes présentent des troubles de l'identité. Plusieurs études ont relevé des notions de maltraitance avec de fréquents abus sexuels au cours de l'enfance de ces femmes toxicomanes. Elles ont souvent des sentiments d'infériorité qui peuvent parfois, paradoxalement, être associés à une haute image d'elles-mêmes. L'enfant imaginaire au cours de la grossesse peut constituer le soutien narcissique nécessaire à la mère qui se sent souvent dévalorisée. Dans ce sens, lorsque la grossesse est désirée, elle peut évoluer favorablement sur le plan psychique et permettre un renoncement au fatalisme de la toxicomanie. Cependant, pour ces futures mères, comme pour toutes les mères, l'enfant à venir est pourvoyeur de grandes espérances mais parfois aussi il est associé à des angoisses terribles liées à leurs capacités d'arrêter la prise de toxiques et/ou tout simplement d'être mère. L'explosion dramatique de l'épidémie du SIDA a frappé fortement les toxicomanes. Elle a fait naître chez les femmes toxicomanes séropositives enceintes de terribles angoisses, bien légitimes, liées au risque de transmission du virus à leurs enfants. Habituellement, l'accouchement est vécu péniblement et douloureusement par ces femmes fragiles. Dans certains cas, la femme vit sa grossesse avec une totale négligence et indifférence de son état, laissant présager de sérieuses difficultés à venir quant aux relations materno-infantiles futures.

II. — Aspects physiques

En dehors des classiques symptômes rencontrés au cours des états de manque, la toxicomanie est pourvoyeuse de bien d'autres complications physiques chez ces femmes toxicomanes enceintes.

Les conditions de vie particulièrement difficiles de ces femmes sont à l'origine de pathologies dites de la précarité. On peut observer des malnutritions voire des dénutritions sévères avec des répercutions sur le développement du fœtus par manque d'apport de nutriments indispensables à son bien-être. On peut ainsi observer de nombreuses carences en vitamines, en oligo-éléments, en calcium, en fer, responsables, entre autres, d'anémies.

Les toxicomanies par voie intraveineuse sont responsables de plusieurs pathologies parfois graves. On peut ainsi constater des complications neurologiques telles que des polynévrites, des mononévrites et même des atteintes de la moelle épinière dans certains cas. Des complications vasculaires à type d'anévrysme sont possibles. Les complications physiques les plus fréquentes demeurent les pathologies infectieuses qui sont diverses et certaines redoutables tant pour la future mère que pour l'enfant à venir. La fréquence des infections est difficile à évaluer précisément mais des études montrent que près de 50 à 60 % des femmes toxicomanes souffrent d'infections diverses. 5 à 20 % d'entre elles ont des maladies vénériennes classiques (syphilis, gonocoque, herpès, chlamydiae, etc.). Il y aurait entre 70 et 90 % de ces femmes porteuses de virus de l'hépatite B et/ou de l'hépatite C. On estime entre 25 à 35 % la fréquence de ces femmes porteuses du virus de l'immunodéficience humaine (VIH) ou séropositives. Un certain nombre d'entre elles présentent la maladie du SIDA. Les risques de transmission de ces maladies infectieuses au fœtus existent et sont variables en fonction de nombreux facteurs.

Il existe des infections locales à types d'abcès, de cellulites, etc. D'autres infections bactériennes plus profondes sont possibles comme des infections généralisées (septicémies), des atteintes pulmonaires (pneumonies ou des abcès pulmonaires), rénales (pyélonéphrites ou des abcès rénaux), cardiaques (endocardites), etc.

La toxicomanie est en fait souvent une polytoxicomanie qui peut associer plusieurs drogues illicites, mais aussi des drogues tout à fait licites. Ces différentes substances ont des toxicités propres qui se potentialisent entre elles. Parmi les drogues licites, nous pouvons citer l'alcool, le tabac et certains médicaments comme les anxiolytiques particulièrement fréquents. L'alcool demeure un des fléaux de nos sociétés avec ses conséquences psychiques et physiques bien connues. Néanmoins, les effets épouvantables de l'alcool au cours de la grossesse ne sont pas encore, malheureusement, bien connus du grand public et même de certains médecins malgré de nombreux travaux dans le monde et notamment ceux de Dehaene en France. Il faut rappeler que l'alcool diffuse facilement à travers le placenta pour s'accumuler dans l'organisme du fœtus et y provoquer de nombreuses anomalies morphologiques et organiques et être une des principales causes de retard mental chez l'enfant actuellement. Le tabac, souvent sous-estimé, a ses complications habituelles sur l'organisme de la future mère, mais également des conséquences sur le fœtus qui ne sont pas à négliger.

DEUXIÈME PARTIE

LES DROGUES ET LEURS CONSÉQUENCES CHEZ LA MÈRE ET L'ENFANT

Chapitre I

LES OPIACÉS

Sur le plan épidémiologique, on estime entre 150 000 et 250 000 le nombre d'héroïnomanes en France dont le tiers seraient des femmes. Au niveau mondial, par exemple, il y aurait plus de 1 million de consommateurs d'héroïne en Europe, plus de 750 000 aux États-Unis et plus de 1 million dans le seul pays du Pakistan.

Les opiacés représentent un groupe important de produits naturels ou synthétiques. Sur le plan historique, l'opium est utilisé par l'homme depuis plusieurs millénaires. Il participait déjà à certaines préparations médicamenteuses (Égypte ancienne, Perse...). C'est principalement au cours du XIXe siècle que l'opium s'est développé en tant que drogue. De nos jours, il n'est pratiquement plus consommé en Occident mais continue de l'être en Orient. De nombreux alcaloïdes actifs ont put être extraits de l'opium. La morphine fut découverte en 1805. Elle porte son nom du dieu du sommeil « Morphée ». C'est une des principales substances actives de l'opium qui fut très vite utilisée en thérapeutique. Elle se présente sous la forme d'une poudre blanche ou d'une solution injectable. C'est en 1832 que fut isolée la codéïne, ou méthyl 3 morphine, à partir de l'opium. Ses propriétés antitussives furent rapidement utilisées en médecine. L'héroïne, ou diacétylmorphine, a été synthétisée à partir de la morphine en 1898 et représente l'opiacé le plus utilisé par les toxicomanes. C'est une poudre blanche à l'état pur qui est souvent mélangée, « coupée », pour sa revente, avec d'autres poudres inertes, parfois très toxiques, telles le lactose, l'aspirine, le talc, la quinine, le bicarbonate, le plâtre, etc. Elle est parfois mélangée à des substances actives telles que la caféine et peut alors prendre des teintes variables. Les prix de revente de l'héroïne sont très élevés. La concentration en héroïne des produits vendus est également très variable et dépend des mélanges, le plus souvent basse mais parfois jusqu'à 80 %.

Il existe différents modes d'utilisation de ces produits par les toxicomanes : inhalation, absorption orale, mais c'est la classique injection intraveineuse qui prévaut.

L'opium, chef de fil des opiacés, est extrait d'un suc laiteux et épaissi d'une plante herbacée, « le pavot indien » ou *papaver somniferum* (porteur de sommeil). Cette plante appartient à la même famille que les coquelicots de nos campagnes ! Le suc laiteux est laissé séché puis recueilli par grattage. Il prend une teinte brune par oxydation et se présente ensuite sous différentes formes (boulettes, gâteaux, pains...). Les recherches pharmacologiques ont permis la mise au point de plusieurs substances nouvelles à partir des opiacés originels. La famille des opiacés et leurs dérivés ont pris une place importante en thérapeutique, notamment dans les domaines de la lutte contre la douleur (analgésie) et l'anesthésiologie.

I. — Pharmacologie des opiacés

Administrée par voie intraveineuse, l'héroïne agit rapidement et pendant deux à trois heures. Sa demi-vie est extrêmement brève et difficilement quantifiable. Ses transformations métaboliques s'effectuent principalement dans le foie où elle est transformée en 6-monoacétylmorphine puis en morphine en proportion variable. Elle diffuse facilement dans le SNC où elle a des actions principales. L'élimination de cette drogue est surtout urinaire et s'effectue en moins de vingt-quatre heures.

Les opiacés agissent principalement au niveau du SNC, grâce à la présence d'une grande variété de récepteurs aux substances opioïdes naturelles endogènes « endomorphines ou endorphines » (récepteurs Kappa, Delta, Sigma, Mu 1, Mu 2, etc.). Au sein du SNC, les régions où l'on rencontre la grande majorité des récepteurs aux opiacés sont l'hypothalamus, l'hypophyse, les corps striés, l'hippocampe, le thalamus et le système limbique en général. Ces récepteurs sont également présents au sein de bien d'autres organes. Chaque molécule opioïde peut avoir des actions agonistes sur un type de récepteur et des actions antagonistes sur un autre type de récepteur. Ceci rend compte, en partie, de la complexité de l'action des opiacés sur l'organisme. Les endorphines sont des neurotransmetteurs de la famille des neuropeptides. Les enképhalines ont été les premières à être isolées en 1975. Ces neuropeptides sont également appelés « opiopeptides » car ils imitent l'activité de l'opium.

Les principaux effets recherchés par les toxicomanes sont une sensation de bien-être extrême mais brève et une abstraction de leurs souffrances psychiques et physiques. Lors des premières administrations, les morphiniques provoquent une phase d'excitation puis de plaisir aigu (le flash), malgré leur puissante action dépressive sur le SNC.

Les opiacés et en particulier la morphine, possèdent des propriétés antalgiques majeures par action sur le SNC (cérébral et spinal), en entraînant une diminution de la conduction nerveuse au sein des trajets des différentes voies somesthésiques, thalamiques, réticulées et médullaires. Par exemple, les morphiniques entraînent un blocage de la libération de neuromédiateurs stimulants, comme la noradrénaline, au niveau des synapses des neurones médullaires dorsaux, bloquant ainsi la sensation douloureuse. L'apport exogène d'opiacés va provoquer une diminution, voire une inhibition du relargage d'endorphines naturelles par les neurones, dont les activités sont ainsi remplacées par les morphiniques exogènes. Lorsque l'intoxication devient chronique, les neurones tarissent leur production d'endorphines. Dès lors, en l'absence de prise régulière d'opiacés exogènes, le toxicomane va ressentir un état de « manque », car pendant un certain délai il n'a plus ni d'opiacés exogènes, ni d'endorphines naturelles. Pendant ce délai il y a un relargage de noradrénaline, puissant neuromédiateur stimulant, à l'origine de phénomènes douloureux généralisés particulièrement pénibles. C'est une des raisons qui pousse le toxicomane à rechercher par tous les moyens la poursuite de la prise de morphiniques exogènes pour calmer cette situation parfois extrêmement désagréable.

Les effets physiologiques de la toxicomanie chronique aux opiacés font intervenir l'ensemble de l'organisme. Au niveau neurologique, les opiacés ont donc une action contre la conduction de la douleur par une activité qui se déroule directement au niveau central sur le tronc cérébral notamment et au niveau médullaire sur les neurones de la corne dorsale de la moelle épinière. L'action sur le tronc cérébral provoque, notamment, le classique myosis (rétrécissement des pupilles). Les opiacés agissent sur les appareils digestif et urinaire en intervenant sur les fibres musculaires lisses (constipation par diminution de la motricité intestinale et rétention d'urine par contraction du sphincter de la vessie). Au niveau cardiaque, ils entraînent une dépression du myocarde et une baisse de la tension artérielle. Au niveau respiratoire, les opiacés provoquent une diminution de la sensibilité des centres nerveux au gaz carbonique. Cette dépression respiratoire peut être mortelle, d'autant plus que la drogue inhibe aussi la stimulation physiologique de la mécanique respiratoire par l'hypoxie (diminution de l'oxygénation). Ces conséquences sont à l'origine des décès des héroïnomanes en cas de surdosages ou d'overdoses.

La prolongation de l'exposition des récepteurs morphiniques à des doses importantes d'opiacés exogènes entraîne progressivement une diminution de leur sensibilité expliquant le phénomène de « tolérance ». La dépendance psychique et physique aux opiacés est puissante.

II. — **Opiacés et grossesse**

Le principal opiacé actuellement consommé, même chez la femme enceinte, est l'héroïne. La vie chaotique et tumultueuse d'une femme héroïnomane rend extrêmement difficile le déroulement et le suivi de sa grossesse.

Sur le plan gynécologique, il existe fréquemment un dérèglement hormonal qui provoque une aménorrhée (absence de règles), soit par augmentation de sécrétion de l'hormone prolactine, soit par diminution de sécrétion des hormones gonadotrophines, soit encore par l'association des deux mécanismes. Ces aménorrhées ont pour conséquences majeures de méconnaître souvent le début d'une grossesse. Celle-ci est d'ailleurs déclarée tardivement ou non déclarée par la toxicomane qui refuse habituellement le suivi obstétrical indispensable.

1. **Fausses couches et avortements spontanés.** — La fréquence des avortements spontanés est élevée dans cette population, et varie selon les études entre 15 et 30 %. La fréquence serait probablement plus importante, car elle est sous-estimée par les nombreuses difficultés des études épidémiologiques. A noter aussi que les perturbations hormonales avec notamment les aménorrhées, rendent difficile l'évaluation précise de la fréquence des fausses couches.

2. **Accouchements prématurés.** — Comme pour la plupart des toxicomanies, les opiacés sont responsables d'un taux élevé de prématurité qui varie de 20 à 50 % selon les travaux. Il est évident que les fréquentes difficultés de vie de ces futures mères ont un rôle dans la genèse de ces accouchements prématurés. L'action des opiacés a également un rôle, notamment, en provoquant des contractions répétées de l'utérus au cours des différents épisodes de manque.

3. **Conséquences obstétricales.** — Il semblerait qu'il existe dans cette population féminine un accroissement du taux de césarienne et d'utilisation d'instruments d'extraction du nouveau-né. Cette fréquence reste difficile à évaluer avec précision. Les périodes de manque et les périodes d'excès de drogues répétées sont une des principales causes de survenue d'une souffrance chronique du fœtus. Au cours de l'accouchement, la durée du travail de ces femmes est souvent plus courte que la moyenne générale. Il faut noter que, lorsque la toxicomanie aux opiacés est méconnue en maternité, le syndrome de sevrage qui survient chez la mère au décours de l'accouchement

avec ses propres douleurs peut orienter à tort vers une complication du post-partum.

4. **Conséquences psychologiques.** — Le comportement des femmes héroïnomanes est souvent perturbé avec notamment une baisse des interactions mère-fœtus qui sont tellement indispensables au bien-être du fœtus et au bon déroulement de la grossesse. Pourtant, dans certains cas, on peut constater une diminution de la consommation de la drogue pendant la grossesse. Celle-ci étant parfois considérée comme un élément de substitution. La grossesse peut, chez certaines héroïnomanes qui ont une personnalité fragile, bouleverser un fonctionnement psychique préalablement perturbé.

III. — Actions des opiacés sur le fœtus

La barrière placentaire n'en est pas une vis-à-vis de la plupart des drogues, ainsi tous les opiacés traversent facilement et passivement le placenta pour atteindre le fœtus. Dépendant du degré de solubilité dans les graisses, les substances opiacées diffusent passivement à travers le placenta. De nombreuses études chez l'animal gravide et notamment le macaque, ont permis d'analyser la pharmacologie des opiacés. Trois minutes après une injection intraveineuse d'héroïne, environ 55 % de la concentration plasmatique de la mère est retrouvée dans le sang du cordon ombilical. Le pic de concentration au niveau du placenta est atteint après quelques minutes de l'administration à la mère. Lorsqu'on analyse le taux sanguin de la drogue chez le fœtus, on constate, qu'en moins d'une heure, il est plus élevé que celui de la mère. Le fœtus va métaboliser et excréter les substances opiacées qu'il reçoit par la voie transplacentaire. Le métabolisme de ces produits est principalement hépatique. La concentration des opiacés dans le foie du fœtus s'élève rapidement mais diminue également rapidement. Les reins fœtaux permettent l'excrétion des produits après leur métabolisme. Ils peuvent alors être mis en évidence dans le liquide amniotique.

Les opiacés et leurs métabolites ont une action particulière chez le fœtus, notamment pendant les différentes périodes de « manque » maternel. En effet, on observe une augmentation des mouvements du fœtus peu après l'apparition des signes de manque chez la mère héroïnomane. Ces éléments importants sont difficiles à évaluer chez l'homme. A l'inverse, chez l'animal, par exemple chez la brebis, on a bien constaté des changements des mouvements fœtaux lors d'une imprégnation aux opiacés et aussi lors de leur période de sevrage. Cela correspond à des états d'excitation et de souffrance du fœtus. L'imprégnation du fœtus par les opiacés suivie de périodes répétées de manque sont sources d'agression à l'origine d'une souffrance fœtale chronique. Il faut rappeler que les périodes de sevrage provoquent des contractions de l'utérus qui peuvent être violentes. Cela entraîne une diminution de la circulation placentaire, donc des échanges nutritionnels et d'oxygène au fœtus. Ces agressions fœtales récidivantes, source d'un véritable « stress » chez le futur enfant, peuvent parfois entraîner sa mort *in utero*. La souffrance fœtale peut se révéler, entre autres, par l'excrétion du méconium et l'élévation des taux de catécholamines au sein du liquide amniotique. Expérimentalement cette souffrance du fœtus face au sevrage brutal d'opiacés peut être mise en évidence chez le fœtus mouton en utilisant de la naloxone qui est une substance antagoniste des opiacés. La naloxone administrée au fœtus d'une brebis préalablement intoxiquée à l'héroïne, va entraîner un sevrage brutal et par là l'excrétion de méconium en grande quantité dans le liquide amniotique.

IV. — Conséquences chez le nouveau-né

Il n'est pas toujours aisé de préciser chez un nouveau-né les conséquences d'une toxicomanie maternelle aux opiacés et notamment à l'héroïne. En effet, de nombreux facteurs contribuent à ces difficultés : la consommation de multiples produits toxiques, les fréquents problèmes socioéconomiques et familiaux, etc. Une symptomatologie spécifique à l'héroïne chez le nouveau-né n'est donc pas toujours facile à isoler. De nombreux cas passeraient inaperçus quand la toxicomanie de la mère n'est pas repérée précocement.

1. **Hypotrophie néonatale, ou retard de croissance intra-utérin (RCIU).** — La croissance fœtale se trouve diminuée par la toxicomanie maternelle aux opiacés. Le phénomène de RCIU est observé dans environ 30 à 50 % des nouveau-nés de mères héroïnomanes. Le poids de naissance est le plus souvent touché et estimé entre 2 200 à 2 600 g selon les études. Bien entendu, plusieurs facteurs interviennent dans la genèse de ce trouble de la croissance du fœtus. On retrouve souvent une polytoxicomanie associant plusieurs drogues nocives, une malnutrition voire une véritable dénutrition de ces mères se répercutant sur le fœtus, et la consommation très fréquente de drogues « licites » tels l'alcool et le tabac. Mais il semble bien que les opiacés tels que l'héroïne aient une action propre sur la survenue d'un RCIU tant chez l'homme qu'expérimentalement chez l'animal.

2. **Prématurité.** — Les naissances prématurées des nouveau-nés de mères héroïnomanes ont une fréquence estimée entre 25 et 55 % selon les études. L'importance de cette prématurité est constatée également au cours de bien d'autres toxicomanies. Il est évident que les conditions de vie parfois extrême-

ment pénibles de ces mères ont un rôle important, mais les opiacés ont aussi un rôle direct dans la survenue de ces prématurités. Les femmes héroïnomanes présentent immanquablement des périodes de sevrage, parfois prolongées, car elles ne peuvent se procurer régulièrement des opiacés. Ces épisodes de manque vont provoquer, avec une intensité variable, des épisodes de contractions utérines qui peuvent entraîner un déclenchement prématuré de l'accouchement.

3. **Syndrome de sevrage néonatal.** — Le syndrome de sevrage aux opiacés est classiquement décrit chez les héroïnomanes. Cependant, ce syndrome est aussi rencontré chez les nouveau-nés de mères héroïnomanes. Chez ces enfants, le syndrome de sevrage est observé dans 60 à 95 % des cas selon les études. Ce syndrome chez le nouveau-né apparaît toujours après un certain délai qui peut varier de quelques heures jusqu'à une dizaine de jours. La sévérité et la précocité du syndrome de sevrage dépendent principalement de l'importance et de l'ancienneté de la toxicomanie de la mère et aussi d'une éventuelle consommation maternelle peu avant l'accouchement. D'autres toxiques pris par la mère pendant la grossesse influent également la symptomatologie néonatale. Là aussi une éventuelle méconnaissance de la toxicomanie de la mère peut rendre difficile le diagnostic chez le nouveau-né. Bien qu'il n'y ait pas de véritable risque vital chez le nouveau-né, ce syndrome de sevrage doit être pris en charge rigoureusement. Sur le plan clinique les symptômes sont surtout neurologiques. Ils associent une hyperexcitabilité parfois très importante, une hyperactivité avec agitation qui peut être intense et gêner l'alimentation. On constate souvent des troubles du tonus à type d'hypertonie et des mouvements anormaux à type de trémulations. Une diarrhée est le principal signe digestif observé.

Elle peut être très importante et provoquer une déshydratation si elle n'est pas corrigée. Sur le plan respiratoire, une respiration rapide (polypnée) est habituelle et peut être associée à des apnées.

Tableau I. — **Score de surveillance du syndrome de sevrage aux opiacés du nouveau-né (adaptation du score de Finnegan)**

Symptomatologie	*Cotation (points) (à évaluer toutes les 3 à 4 heures)*
Température > 38 °C	2
Transpiration	1
Bâillement fréquent	1
Éternuements répétés	1
Encombrement nasal	1
Détresse respiratoire	1 à 2
Marbrures	1
Alimentation difficile	2
Régurgitations	2
Vomissements faciles	3
Succion intense	1
Diarrhée	2 à 3
Qualité et durée du cri	2 à 3
Durée du sommeil après le repas	1 à 3
Trémulations à la stimulation	1 à 2
Trémulations spontanées	3 à 4
Convulsions	5
Intensité du réflexe de Moro	2 à 3
Hypertonie	2
Excoriations cutanées	1 à 3
Total	

Un score > à 7, à au moins 3 reprises, nécessite un traitement sédatif à adapter par la surveillance répétée du score.

L'intensité du syndrome de sevrage du nouveau-né peut être évaluée par des scores, notamment celui de Finnegan. La gravité est ainsi établie pour une prise en charge adaptée à chaque situation. Un score supérieur ou égal à 8, à plusieurs reprises, nécessite un traitement médicamenteux, par exemple à l'aide de l'élixir parégorique qui serait préféré au diazépam (tableau I). L'élixir parégorique est un produit contenant notamment un extrait sec d'opium (solution de morphine dosée à 0,05 %). La posologie recommandée chez le nouveau-né est de 3 à 4 gouttes par kilo de poids corporel, par voie orale, à répéter toutes les quatre heures, sans dépasser 12 gouttes par prise. Si le diazépam est utilisé, sa posologie recommandée est de 1 à 2 mg à répéter trois fois par jour et peut être administré, au besoin, par voie parentérale. La surveillance du nouveau-né de mère héroïnomane s'impose dès la naissance pour un dépistage des premiers signes du syndrome de sevrage. Il est évident que la prise en charge globale du couple mère-enfant est l'idéal afin de créer très tôt des liens indispensables. Psychologiquement, ce syndrome de sevrage du nouveau-né peut être très mal vécu par la maman toxicomane qui est le plus souvent fragile sur les plans émotionnelle et de la personnalité. L'attitude de ces nouveau-nés peut décourager certaines de ces mères. Elles s'imaginent parfois que leurs nouveau-nés les rejettent et se croient incapables de faire face à cette situation nouvelle de mère. Le choix entre la poursuite de leur toxicomanie et la prise en charge maternelle de leur enfant est souvent difficile à faire. L'enfant est malheureusement plus rarement choisi, surtout si elles n'ont pas tout le soutien et l'aide nécessaires.

Il existe souvent une période dite de « post sevrage » qui suit le syndrome de sevrage aux opiacés du nouveau-né. Cette période peut persister en moyenne 6 mois et comporte des pleurs et cris fréquents, des troubles du sommeil et de l'alimentation notamment. Tous ces symptômes ne font qu'amplifier les difficultés d'établissement de liens solides entre les mères et leurs enfants. Elles se sentent souvent impuissantes face au comportement perturbé de leur enfant qui se prolonge.

4. **Mortalité et pathologies respiratoires néonatales.** — La mortalité périnatale serait 2 à 3 fois supérieure chez les nouveau-nés de mères héroïnomanes par rapport à la population néonatale générale.

Les pathologies respiratoires sont les premières causes de mortalité néonatale avec notamment une inhalation fréquente du liquide amniotique méconial (contenant du méconium) par le nouveau-né suite à une souffrance fœtale aiguë. Selon la dose et l'heure de la dernière consommation d'héroïne par la mère avant l'accouchement, il existe un risque majeur de problèmes respiratoires. La dépression des centres nerveux peut entraîner un retard de l'autonomie respiratoire du nouveau-né avec de graves conséquences en l'absence de réanimation. Ce risque est majoré en cas d'anesthésie générale de la mère pour l'accouchement. La présence d'une équipe pédiatrique à la maternité, avant même la naissance, est indispensable. Dans cette situation d'apnée du nouveau-né, il est possible d'utiliser une substance antagoniste des morphiniques : la naloxone. Elle est rapidement utilisée par la voie sous cutanée, mais aussi par la voie intraveineuse ou même directement dans la trachée. La posologie recommandée est de 0,005 à 0,01 mg/kg de poids corporel, qui peut être répétée si besoin et associée à une ventilation manuelle au masque. En cas d'échec, une attitude plus agressive est nécessaire avec intubation endo-trachéale et mise sous ventilation mécanique contrôlée.

Malgré un taux de prématurité plus élevé que la norme, les maladies des membranes hyalines ne sont pas très fréquentes, probablement par l'effet du RCIU qui accélère la maturation pulmonaire du nouveau-né.

5. **Pathologies infectieuses du nouveau-né.** — Nous avons vu préalablement que la toxicomanie par voie intraveineuse est à l'origine de certaines infections bac-

tériennes locales mais aussi profondes voire générales. Elle est également pourvoyeuse d'infections virales redoutables. La contamination est souvent secondaire à un défaut d'hygiène des seringues échangées, un manque de stérilisation de la peau, etc. Mais un mode important de contamination de la femme toxicomane s'effectue par voie sexuelle (partenaires multiples, non ou mauvaise utilisation de préservatifs, etc.). Ces différents modes de contamination devraient progressivement diminuer grâce, entre autres, à la mise à disposition du public de seringues à usage unique, de multiples campagnes d'information sur la nécessité d'utiliser des préservatifs pour une prévention infectieuse.

Néanmoins, la fréquence des infections bactériennes et virales demeure encore élevée dans cette population féminine toxicomane. Il existe un véritable risque de contamination du fœtus et du nouveau-né par ces bactéries ou virus. Cette contamination de la mère à son enfant peut survenir à différents moments de la grossesse et, dans certains cas, après la naissance par l'allaitement. Certaines infections bactériennes de la mère peuvent être à l'origine de septicémies sévères chez le nouveau-né. Sur le plan viral de nombreux virus, présents dans l'organisme maternel, peuvent contaminer le fœtus ou le nouveau-né. Dans ce domaine, les virus des hépatites B et C, ainsi que le VIH, virus du SIDA, peuvent avoir des conséquences redoutables tant chez la mère que chez l'enfant. L'infection maternelle par le virus du SIDA semble augmenter les risques de contamination des virus des hépatites B et C à l'enfant.

6. **Retentissements neurologiques et intellectuels chez le nouveau-né.** — Householder a montré que ces nouveau-nés, exposés aux opiacés *in utero*, présentent une diminution des capacités d'organisation des réponses à leur environnement, notamment pour les réponses

visuelles. La prématurité avec ses propres complications, le RCIU, et la souffrance fœtale aiguë et chronique ont des parts de responsabilité dans la survenue de certaines atteintes neurologiques (hémorragies intracérébrales notamment). Les polytoxicomanies fréquentes augmentent les risques de troubles neurologiques, et en premiers lieux les effets de l'alcool et de la cocaïne.

7. **Malformations congénitales.** — Expérimentalement chez l'animal, l'héroïne ne semble pas être tératogène, bien que certains ont constaté un nombre plus élevé de malformations chez les nouveau-nés de mères héroïnomanes mais sans corrélation statistiquement significative. On peut parfois constater une certaine dysmorphie après consommation d'héroïne au cours de la période de l'embryogenèse. Mais cela semble être surtout secondaire aux différents produits mélangés à l'héroïne et notamment la quinine qui est tératogène et même l'alcool consommé fréquemment et qui est terriblement toxique pour le fœtus.

Néanmoins, d'autres dérivés des opiacés comme la codéïne, utilisée surtout contre la toux mais détournée par les toxicomanes, et absorbée au cours de l'embryogenèse pourrait être à l'origine de certaines malformations de l'appareil respiratoire et de la face avec des fentes labiales ou palatines. La consommation de codéïne au cours du deuxième trimestre de la grossesse serait responsable de certaines anomalies de l'appareil digestif.

V. — Devenir des enfants exposés *in utero* aux opiacés

La qualité du devenir de ces enfants au cours de leur enfance, leur adolescence et plus tard à l'âge adulte dépend en très grande partie de l'entourage dans lequel il sera amené à se développer. La poursuite d'une vie chaotique, marginalisée, confrontée à la toxicomanie de la mère, voire de la famille, risque fort d'entraîner des troubles évidents du développement physique et intellectuel de l'enfant. Il existe un véritable cercle vicieux si aucune prise en charge générale des problèmes de la toxicomanie au sein de la famille entière n'est pas effectuée correctement et à long terme. Chez les enfants nés de mères héroïnomanes mais aussi d'autres drogues, on constate une fréquence élevée de séparations mère-enfant accompagnées souvent de placements multiples qui ne peuvent que nuire au bon développement d'un enfant.

Différentes études retrouvent des résultats parfois contradictoires concernant le développement intellectuel de ces enfants. Pour certains, le développement est normal et comparable à celui de la population générale, mais pour d'autres il existe bien une diminution de leurs capacités intellectuelles. On repère souvent chez ces enfants des troubles du comportement ainsi que des problèmes concernant la coordination fine et le maintien de l'attention. L'appréciation précise est difficile tant il existe de facteurs influençant leur développement. Néanmoins, lorsqu'on analyse le devenir des nouveau-nés exposés *in utero* aux opiacés, voire associés à d'autres drogues, on constate une augmentation des risques de survenue au cours de leur vie future d'adolescent et d'adulte de problèmes sociaux, de toxicomanie, et même de suicide. Beaucoup pensent, et à raison, qu'une prise en charge sérieuse de ces futures mères toxicomanes au cours de leur grossesse, notamment dans des centres périnatals spécialisés où il existe une participation médicale, psychologique et sociale, est primordiale. Cela réduit les risques maternels et infantiles. Mais il importe aussi de suivre le couple mère-enfant dès la naissance, et même au domicile sur une très longue période.

VI. — **Intérêt d'un traitement de substitution des opiacés par la méthadone pendant la grossesse**

La toxicomanie aux opiacés entraîne des conséquences parfois sévères chez les héroïnomanes. Au cours de la grossesse, les inévitables successions de périodes de sevrage et de consommation de drogue perturbent le bon développement du fœtus. Il est maintenant bien établi que la grossesse et la période du post-partum ne constituent pas des moments adaptés à un sevrage maternel aux opiacés. En accord avec la future mère, il est beaucoup plus intéressant et souhaitable de mettre en route un programme de substitution aux opiacés.

La substitution a certains avantages, notamment elle permet une surveillance régulière de la grossesse et évite une souffrance du fœtus en empêchant la survenue de phases de manque. Un sevrage sérieux aux opiacés, bien entendu en accord avec la femme, pourra être réalisé mais bien après la naissance de son enfant. En effet, le programme de substitution poursuivit après la naissance va permettre de favoriser la création de liens solides et fondamentaux entre la mère et son enfant.

Il existe plusieurs produits de substitution disponibles mais c'est la méthadone qui demeure actuellement privilégiée chez les femmes héroïnomanes enceintes. La méthadone est une substance synthétique qui présente les principales propriétés des opiacés.

Historiquement, la méthadone fut mise au point par des chimistes allemands au cours de la seconde guerre mondiale afin de remplacer la morphine nécessaire aux blessés, la fameuse route de l'opium naturel ayant été coupée. Il semble même que la méthadone faillit se nommer « adolphine » ! Après la guerre, de nombreux travaux furent entrepris sur cette substance, notamment aux États-Unis. Vers la fin des années 50, début 60, la méthadone fut utilisée aux États-Unis pour le traitement du sevrage aux opiacés.

Sur le plan chimique, plusieurs possibilités de synthèses sont possibles pour obtenir la méthadone. Néanmoins, la principale technique de synthèse se fait en débutant par la condensation du chloro-2-diméthyl-amino-propane avec le nitrite diphénylacétique. Après plusieurs réactions chimiques on obtient le chlorhydrate de méthadone. Chimiquement, il existe 2 isomères de la molécule de méthadone : la l-méthadone et la d-méthadone. C'est la l-méthadone qui est principalement active sur le plan pharmacologique. La méthadone utilisée en France est la forme « racémique », qui contient environ 50 % de l-méthadone et 50 % de d-méthadone.

1. **Aspects et propriétés pharmacologiques du chlorydrate de méthadone.** — Il se présente sous la forme d'une poudre blanche cristalline qui peut, par exemple, se dissoudre dans l'eau et dans l'alcool. Sur le plan pharmacologique, l'absorption se fait uniquement par voie orale et est quasi totale. Les poumons représentent le principal lieu de réserve de la méthadone. Elle est aussi stockée dans d'autres organes tels que les reins, la rate, les masses musculaires et le tissu adipeux. Bien qu'elle soit plus lipophile que la morphine, son passage à travers la barrière hémato-encéphalique reste limité à environ 2 % de la quantité absorbée. Au niveau cérébral, après injection de méthadone, le taux maximal du produit est obtenu en moins de deux heures, mais il demeure l'endroit de l'organisme où la concentration de méthadone est la plus basse. L'effet maximal de la méthadone est obtenu en une à deux heures environ après la prise orale. Sa durée d'action est prolongée de vingt-quatre heures environ, ne nécessitant donc qu'une prise quotidienne.

Le métabolisme de la méthadone se déroule principalement au niveau du foie, grâce aux réactions biochimiques utilisant le cytochrome P 450. Dans l'organisme, la méthadone subit plusieurs transformations biochimiques qui aboutissent à différents métabolites dont certains sont actifs. L'élimination de la molécule et de certains de ses dérivés métabolites s'effectue dans les urines, les selles, la salive, la sueur, et même dans le lait maternel. Le chlorydrate de méthadone est une substance agoniste des récepteurs endorphiniques Mu.

2. **Toxicité de la méthadone.** — La dose mortelle de méthadone chez l'adulte non toxicomane aux opiacés est faible, de l'ordre de 1 à 1,5 mg/kg de poids corporel. Par contre, l'héroïnomane a besoin d'une posologie plus élevée pour obtenir un résultat thérapeutique souhaité.

Le sirop est la seule forme de chlorhydrate de méthadone utilisé en France. Il existe en plusieurs dosages et depuis 1995, nous avons à notre disposition les dosages de 5, 10, 20, 40, et 60 mg. Bien entendu, le chlorhydrate de méthadone appartient à la classe thérapeutique des stupéfiants et doit donc être prescrit avec toutes les précautions d'usages.

Comme tout médicament, la méthadone possède des effets secondaires. Certains sont des effets propres à tous les opiacés et d'autres plus spécifiques à la méthadone. La mise en route du traitement de substitution par la méthadone doit absolument être acceptée pleinement par le toxicomane bien éclairé, et être débutée en milieu hospitalier ayant une équipe spécialisée à cet effet. La posologie initiale est de 20 à 40 mg, ensuite elle sera adaptée à chaque individu.

La méthadone a pour but de se substituer à l'opiacé habituel, afin de pouvoir effectuer une prise en charge plus rigoureuse de la toxicomanie. Après un certain délai variable selon les sujets, le sevrage progressif de la méthadone pourra se faire. En outre, l'utilisation de la méthadone par voie orale évite tous les risques d'une toxicomanie par voie intraveineuse, et principalement infectieux. Pendant la période de la substitution des analyses d'urines régulières permettent de surveiller la bonne observance du traitement mais aussi l'éventuelle présence d'autres drogues.

3. **Méthadone et grossesse.** — Il n'est pas conseillé de réaliser un sevrage d'opiacés chez une femme héroïnomane pendant sa grossesse. Il est certain que les situations répétitives de manque d'opiacés chez la femme peuvent entraîner de graves perturbations chez le fœtus. La méthadone est utilisée comme une méthode substitutive chez la femme enceinte prenant de l'héroïne. Cela permet une meilleure prise en charge de la toxicomanie et par la même de la grossesse. En outre, cette substitution délivre la mère de la recherche incessante de la drogue. Elle lui permet ainsi de s'occuper un peu plus sereinement de sa maternité. Une partie importante de la méthadone traverse le placenta et atteint le fœtus pour lui éviter les états de manque.

Le traitement substitutif par la méthadone doit être débuté dans un centre de soins spécialisés, mais après une phase de stabilisation, un médecin de ville peut poursuivre le traitement en collaboration avec ces centres. Les centres agréés pour la prescription de la méthadone doivent poursuivre et amplifier leur collaboration avec les maternités. La posologie de la méthadone chez la femme enceinte doit nécessairement être adaptée aux modifications physiologiques du métabolisme secondaires à la grossesse. La posologie de départ du chlorydrate de méthadone chez la femme enceinte est habituellement d'environ 30 mg/j. La posologie est adaptée les jours suivants, par des paliers de 10 mg quotidiens, selon la tolérance clinique et les états de manque persistants. La dose d'entretien et d'équilibre se situe habituellement entre 40 et 80 mg/j chez la femme enceinte. Il n'est pas rare de devoir prescrire des posologies plus élevées, notamment en fin de grossesse et parfois même en 2 prises quotidiennes, car la demi-vie de la méthadone peut être alors nettement réduite jusqu'à huit heures. Cette thérapeutique substitutive par la méthadone nécessite une surveillance attentive physique et psychologique.

4. **Conséquences néonatales de l'utilisation de la méthadone.** — Il n'a pas été démontré d'action tératogène chez les nouveau-nés soumis *in utero* à l'action de la méthadone.

Il est habituel de considérer que la fréquence et la gravité du syndrome de sevrage de ces nouveau-nés ne sont pas moins importantes que pour d'autres opiacés. Le syndrome de sevrage à la méthadone apparaît souvent plus tardivement et plus progressivement, parfois même après trois semaines de vie. Il semble aussi être plus prolongé. Le syndrome de manque ou de sevrage à la méthadone chez le nouveau-né n'est pas toujours observé, et quand il est de faible intensité il peut être pris en charge par de simples mesures de nursing. Lorsque les symptômes de ce syndrome de sevrage sont plus intenses, il est possible de le traiter par l'administration à doses décroissantes de solution aqueuse de morphine, ou bien par l'élixir parégorique.

La méthadone passe dans le lait maternel. Cela contre-indique habituellement l'allaitement dans ces conditions. Pourtant, certains considèrent que l'allaitement pourrait être intéressant en réalisant un mode de sevrage progressif de la méthadone en sevrant l'enfant du sein après quelques temps, parallèlement si cela est possible au sevrage progressif chez la mère.

5. **Autres produits de substitution.** — Il existe d'autres produits de substitution possibles, par exemple, le chlorydrate de buprénorphine et le Levo-Alpha Acétyl Méthadol ou LAAM.

La buprénorphine est un opiacé semi-synthétique agoniste partiel des récepteurs endorphiniques Mu et antagoniste des récepteurs endorphiniques Kappa. Il s'utilise en comprimés par voie sublinguale, en une prise, voire deux selon les cas. Les grands inconvénients sont qu'il peut être détourné et utilisé par voie injectable intraveineuse, que le traitement n'est pas débuté dans un centre de soins spécialisés mais par tout médecin de ville, et rien n'empêche le toxicomane de consulter plusieurs médecins pour obtenir ce produit. Ce médicament est cependant intéressant pour une meilleure adaptation sociale des toxicomanes.

Sur le plan pratique, la buprénorphine n'est pas recommandée pendant la grossesse, ni pendant l'allaitement.

Le LAAM a une structure proche de la méthadone, commercialisé sous forme d'une solution aqueuse prise par voie orale. Sa durée d'action est très longue (72 heures environ), ce qui permet le rythme de 3 prises hebdomadaires. Les Américains l'ont expérimenté pendant vingt ans et commercialisé depuis 1993. En Europe, actuellement, seul le Portugal l'a expérimenté. Il est très probable que le LAAM sera disponible prochainement en Europe et notamment en France dans les centres de soins spécialisés.

Le LAAM n'est pas indiqué au cours de la grossesse des femmes héroïnomanes. Les femmes qui sont traitées par le LAAM et qui se retrouvent enceintes, doivent modifier cette substitution en la remplaçant par la méthadone qui sera commencée deux jours après l'arrêt du LAAM.

Au total, chez la femme héroïnomane enceinte, il est conseillé d'utiliser le chlorydrate de méthadone comme produit de substitution des opiacés. Cela permet une amélioration du suivi en collaboration avec un centre de soins spécialisés, la maternité, le pédiatre et le médecin de ville. L'intérêt de ce suivi est double, d'une part, en tant que femme prenant de l'héroïne, et d'autre part, en tant que future mère.

Chapitre II

LA COCAÏNE

Sur le plan épidémiologique la toxicomanie à la cocaïne est en croissance régulière en Europe, mais nous ne connaissons pas précisément la fréquence de cette toxicomanie chez la femme enceinte en France. Par contre aux États-Unis, la cocaïne connaît une véritable explosion épidémique et de nombreuses études ont pu être effectuées y compris chez les femmes. La prévalence de la toxicomanie à la cocaïne chez les femmes en âge de procréer, aux États-Unis, varie selon les études entre 7,5 à 45 %. L'étude de Gomby et Shiono, basée sur différentes enquêtes du National Institut on Drug Abuse (NIDA), a permis d'établir une estimation du nombre d'enfants exposés à une toxicomanie *in utero* :

— 4,5 % des nouveau-nés auraient été exposés à la cocaïne ;
— 2 à 3 % aux opiacés ;
— 17 % à la marijuana ;
— 7,3 % à l'alcool.

Pour Richardson, la prévalence de la consommation de cocaïne chez la femme enceinte serait comprise entre 8 et 17 %, notamment 17 % dans les régions urbaines. Liu observe une incidence de la toxicomanie à la cocaïne chez la femme enceinte qui varie de 11,8 à 20 %. La prévalence de l'exposition à la cocaïne par l'analyse toxicologique des urines réalisée dans différents hôpitaux des États-Unis, varie entre 1 et 3,5 %. Il n'y a pas de différences raciales. Tous ces résultats montrent une augmentation régulière du nombre de nouveau-nés exposés *in utero* à la cocaïne aux États-Unis où on parle de plus en plus de « COKE BABIES, CRACK BABIES et de CRACK KIDS ».

La cocaïne est un alcaloïde extrait des feuilles de cocaïers, principalement l'Érythroxylon Coca, qui est un arbuste cultivé depuis des millénaires en Amérique du Sud, notamment en Colombie, au Pérou et en Bolivie. Traditionnellement, les Indiens d'Amérique en mastiquent les feuilles pour lutter contre la fatigue, la faim, et entraîner des sentiments de bien-être et d'euphorie. En médecine, la cocaïne et ses dérivés sont surtout utilisés dans la fabrication d'anesthésiques locaux.

Au cours de la deuxième moitié du XIXe siècle, la cocaïne a connu un très large intérêt. Sigmund Freud s'y intéressa fortement et la préconisa pour de nombreuses indications. Il publia en 1884 ses travaux sur la cocaïne dans son livre *Über Coca (Sur la Coca)*.

Le pharmacien Angelo Mariani commercialisa avec beaucoup de succès un vin médicamenteux, « le vin Mariani », à base de coca dès 1863 et pendant une cinquantaine d'années. Toujours vers la fin du siècle dernier, l'Américain John Smith Pemberton, également pharmacien, mit au point une boisson stimulante composée d'extraits de coca et de kola ; « le Coca-Cola » qui contenait aussi de la caféine. La cocaïne fut retirée de sa formule en 1906.

I. — Pharmacologie générale

La cocaïne utilisée habituellement est le méthylbenzoylecgonine. Les feuilles de coca contiennent environ 0,5 à 1 % de cocaïne. Le produit d'extraction est la pâte *(pasta* ou *bazuco)* constituée de 45 à 80 % de cocaïne. L'alcaloïde est secondairement transformé en chlorhydrate de cocaïne qui doit être dilué avec d'autres substances chimiques nécessaires à sa confection (talc, sucre, arsenic, lidocaïne, caféine, etc.). Il s'agit de la forme la plus utilisée en poudre blanche ou en cristaux dont la pureté varie de 20 à 80 %. Elle est actuellement le plus souvent inhalée par voie nasale, mais peut aussi être administrée par voie sous-cutanée ou intraveineuse (parfois associée à d'autres drogues telle que l'héroïne).

Un dérivé nouveau de la cocaïne est apparu récemment ; la cocaïne *free base* appelée « Crack » ou « Rock ». Il s'agit d'une forme purifiée du chlorhydrate de cocaïne qui n'est plus sous forme d'un sel (chlorhydrate, sulfate, etc.). Ce dernier est dissous dans de l'ammoniaque ou de l'eau puis extrait à l'aide d'un solvant volatile comme l'éther. Il se présente alors sous la forme de cristaux de couleur blanchâtre à brunâtre. Son chauffage permet l'évaporation de solvants et entraîne un bruit de « craquement » qui a donné le nom de « Crack ». Il fond à 98 °C et se vaporise à haute température. Pour le consommer, il faut en aspirer les vapeurs. Le crack est devenu populaire dans l'ensemble des États-Unis car en plus des effets intenses qu'il produit, il est peu coûteux et produit en masse.

Certains toxicomanes ont fréquemment utilisé la cocaïne par voie intraveineuse ou sous-cutanée dans le but d'exacerber ses effets. Mais depuis l'apparition du SIDA et son risque de transmission par le biais des seringues, l'utilisation du crack par voie nasale s'est largement développée. Par cette voie nasale la drogue arrive directement dans la circulation sanguine par les alvéoles pulmonaires, et a donc une action puissante et immédiate comme par la voie intraveineuse.

La cocaïne a un faible poids moléculaire et possède une haute solubilité dans l'eau et les lipides. Elle est rapidement et intensément métabolisée par l'activité enzymatique cholinestérase sanguine et hépatique.

Les trois principaux métabolites retrouvés dans les urines sont le benzoylecgonine, l'ecgonine méthyl ester, et l'ecgonine. Ils sont tous trois biologiquement inactifs et éliminés par les reins et la bile. Le métabolisme cellulaire hépatique de la cocaïne par le cytochrome P 450, produit la norcocaïne qui, elle, est active sur le plan pharmacologique mais ne représente qu'environ 20 % du métabolisme total de la cocaïne. L'activité cholinestérasique plasmatique joue un rôle essentiel dans le métabolisme de la cocaïne. Cette activité varie entre les espèces et les individus. Un déficit de cette activité peut donc entraîner une prédisposition individuelle à la toxicité de la cocaïne.

II. — Effets spécifiques de la cocaïne

La cocaïne est un stimulant du système nerveux central comparable aux amphétamines. Elle agit surtout sur les systèmes neurotransmetteurs noradrénergiques et dopaminergiques, mais aussi sérotoninergiques. La cocaïne se retrouve avec une concentration élevée au sein du cerveau. Elle peut y être vingt fois plus concentrée que dans le sang, mais est dégradée très rapidement par certaines activités enzymatiques sanguines. La moitié de la dose utilisée est ainsi dégradée en une heure environ.

Au niveau sympathique ou noradrénergique, la cocaïne facilite la libération des neurotransmetteurs et diminue aussi leur recapture dans la région présynaptique. Elle augmente ainsi les effets postsynaptiques de ces neurotransmetteurs. L'action de la cocaïne sur ce système noradrénergique provoque des effets aigus dus à la noradrénaline : tachycardie, vasoconstriction, trouble du rythme cardiaque, hypertension artérielle et trémulations. Ces effets peuvent parfois être violents.

Au niveau dopaminergique, la cocaïne facilite aussi la libération et diminue la recapture présynaptique de la dopamine en cas de toxicomanie occasionnelle, car dans les cas d'usage fréquent ou chronique de cocaïne, il apparaît un déficit dopaminergique par épuisement des stocks de dopamine. Initialement cette toxicomanie entraîne des effets sur le comportement : sensation de plaisir intense, impression de bien-être et confiance en soi, augmentation de l'éveil, augmentation de l'énergie vitale avec, au début, une meilleure productivité du travail.

En cas d'utilisation importante et/ou chronique, les effets stimulants sont vite remplacés par différents troubles psychiques (importante anxiété, syndrome dépressif ou troubles de l'humeur tels que l'hétéro- ou auto-agressivité).

Au niveau sérotoninergique, la cocaïne, en bloquant également la recapture présynaptique de la sérotonine entraîne une diminution des besoins de sommeil.

Sur le plan organique, la cocaïne possède une nette toxicité hépatique et d'autres conséquences générales importantes. Elle a une action intense sur le système cardio-vasculaire. Elle entraîne une accélération de la fréquence cardiaque et parallèlement une constriction vasculaire. Cela provoque une hypertension artérielle souvent sévère qui peut être à l'origine d'accidents vasculaires cérébraux avec des séquelles neurologiques ou le décès de l'individu. On a également observé des infarctus du myocarde chez des sujets jeunes cocaïnomanes. Ils présentent facilement des céphalées violentes, des tremblements et, parfois même de véritables convulsions. Au niveau cérébral, les centres de la respiration sont d'abord stimulés mais ensuite déprimés, entraînant une hypoventilation responsable de certains décès.

Le crack agit très rapidement en quelques secondes après son inhalation, et la cocaïne en une vingtaine de minutes par voie nasale traditionnelle. Les effets de la cocaïne sont rapides et intenses mais de courte durée. Ils laissent place à un profond sentiment de malaise, « la descente ».

La dépendance, principalement psychique, est souvent très importante et d'installation rapide surtout avec le crack, par son action sur le système dopaminergique. En cas de surdosage, l'effet stimulant est remplacé par une anxiété importante ou un syndrome dépressif. La consommation chronique de cocaïne provoque des troubles de l'humeur et des dysfonctionnements sexuels.

Le grand danger de l'intoxication aiguë par la cocaïne reste principalement la dépression des centres respiratoires et l'action tonique cardio-vasculaire intense et violente, pouvant être à l'origine de défaillances cardiaques et respiratoire, notamment un pneumothorax, parfois mortelles. Le crack est particulièrement toxique, provoquant de graves troubles du rythme cardiaque et respiratoire, ainsi que des états de violence et de paranoïa aiguë.

La perte de sommeil et de l'appétit secondaires à la consommation de cocaïne provoquent souvent une grave altération de l'état général. La toxicomanie à la cocaïne est fréquemment associée à l'utilisation d'autres drogues qui potentialisent les différents risques physiques et psychiques. La polytoxicomanie est très fréquente. Le mélange de la cocaïne et de l'héroïne utilisé en administration intraveineuse est particulièrement redoutable *(speed-ball)*.

III. — Pharmacologie de la cocaïne au cours de la grossesse

Les effets de la cocaïne ont plusieurs particularités au cours de la grossesse. Les études humaines sont peu nombreuses, la pharmacologie de la cocaïne a surtout été étudiée chez l'animal gravide.

La cocaïne inhibe sélectivement les récepteurs bêta adrénergiques de l'utérus mais a un faible effet sur les récepteurs alpha adrénergiques. La stimulation des récepteurs bêta adrénergiques de l'utérus inhibe la contraction alors que la stimulation des récepteurs alpha a l'effet inverse. La cocaïne augmente les taux circulants des catécholamines par blocage de leurs récepteurs. Sous l'effet de la cocaïne les contractions de l'utérus sont ainsi plus fréquentes et plus intenses.

La cocaïne passe très facilement la barrière placentaire et est retrouvée à des taux élevés chez le fœtus, en particulier dans le cerveau et le foie. Son faible poids moléculaire, sa haute solubilité tant dans les lipides que dans l'eau, et sa ionisation au pH physiologique expliquent la diffusion facile de la cocaïne à travers le placenta vers le fœtus. Des expériences effectuées sur des brebis en gestation montrent qu'après une administration intraveineuse de cocaïne et en quatre minutes environ, les concentrations plasmatiques de cocaïne sont identiques chez la mère et le fœtus. La cocaïne peut être détectée dans le sang du fœtus jusqu'à trente à soixante minutes après l'administration intraveineuse de la mère.

On constate que l'activité cholinestérasique est souvent basse chez la femme enceinte et chez le fœtus ce qui diminue la dégradation de la cocaïne en métabolites inactifs et accroît ainsi sa toxicité par augmentation de son taux plasmatique. Le foie du fœtus possède le pouvoir de métaboliser la cocaïne en norcocaïne, métabolite actif, mais il ne la métabolise pas ou très peu en dérivés inactifs. Cela provient de son immaturité hépatique et de son activité cholinestérase plasmatique faible. Ces deux phénomènes expliquent l'augmentation de la toxicité de la cocaïne chez le fœtus et la future mère cocaïnomane.

Chez l'animal cobaye, l'élimination de la cocaïne après administration intraveineuse est dose dépendante et varie entre vingt à soixante-dix minutes. La réponse est similaire chez la femme non enceinte. La demi-vie plasmatique de la cocaïne chez la brebis en gestation et son fœtus est de quatre à cinq minutes et demie contrairement à ses métabolites qui sont retrouvés beaucoup plus longtemps. L'intoxication chronique de l'animal cobaye par la cocaïne montre une concentration plasmatique de la drogue identique chez la mère et le fœtus. Les métabolites de la cocaïne sont retrouvés dans le plasma de l'animal cobaye mère et de son fœtus après injection chronique de cocaïne.

La cocaïne et ses métabolites se concentrent également dans le liquide amniotique après exposition chronique de l'animal cobaye. Expérimentalement chez l'animal, la concentration de la cocaïne varie en fonction des organes où elle peut être plus élevée que dans le sang. Cette concentration de la drogue est beaucoup plus importante dans le cerveau que dans le sang et ceci est plus net chez le fœtus que chez la mère dans plusieurs études réalisées chez l'animal. Cela pourrait expliquer le taux élevé d'anomalies du système nerveux chez les enfants humains exposés à la cocaïne *in utero*.

D'autres études effectuées chez des rats en gestation retrouvent, après administration de cocaïne à la mère, des taux plasmatiques trois fois moins élevés de cocaïne chez le fœtus que chez la mère. Cette concentration moindre dans ces expériences chez le fœtus rat est probablement due à la vasoconstriction du placenta induite par la cocaïne et donc à la diminution du flux sanguin placentaire et à une certaine transformation métabolique de la cocaïne au sein du placenta.

Chez la femme, le placenta est capable, à terme, de métaboliser la cocaïne, probablement par une activité cholinestérase. Le placenta peut donc avoir un certain rôle protecteur contre l'action de la cocaïne sur le fœtus au voisinage du terme de la grossesse. Le placenta possède des sites récepteurs de haute affinité pour la cocaïne dont le ou les rôles exacts ne sont pas encore bien connus. L'analyse anatomo-histologique du placenta après exposition à la cocaïne ne montre pas de modification pathologique.

La transformation métabolique de la cocaïne en norcocaïne active est beaucoup plus élevée chez la femelle du cobaye animal en gestation que chez la femelle sans gestation. Mais il semble que la norcocaïne passe faiblement la barrière placentaire contrairement à la cocaïne, limitant ainsi les effets sur le fœtus.

IV. — Conséquences de la toxicomanie à la cocaïne chez la femme enceinte

Les effets délétères de la cocaïne provoquent des perturbations générales et obstétricales qui peuvent être redoutables chez la femme enceinte. Les conséquences néfastes sont nombreuses.

1. **Conséquences générales.** — Expérimentalement chez l'animal gravide, on observe, après administration de cocaïne, une augmentation de la pression sanguine et de la résistance vasculaire utérine ainsi qu'une diminution du flux sanguin utérin. Les mécanismes noradrénergiques expliquent en grande partie ces effets vasoconstrictifs de la cocaïne. Au cours de la grossesse la sensibilité du système adrénergique périphérique est élevée, ainsi que la déméthylation de la cocaïne en norcocaïne active. Ceci peut s'expliquer par l'élévation du taux plasmatique de l'hormone progestérone.

Chez la femme enceinte, les principales complications cardio-vasculaires possibles de la cocaïne sont l'hypertension artérielle, l'ischémie myocardique, les troubles du rythme cardiaque et l'arrêt cardiaque avec mort subite. Des anomalies valvulaires ont été observées telles que des prolapsus ou des épaississements des valves mitrales, des végétations des valves aortiques et tricuspides, de même que des insuffisances mitrales.

Des infarctus du myocarde ont été signalés chez ces jeunes cocaïnomanes pendant leur grossesse. Le pronostic de ces infarctus chez la femme enceinte est particulièrement sévère avec un taux de mortalité de 30 à 40 % qui augmente s'il survient au troisième trimestre de la grossesse ou au cours du *post partum*. La prise en charge anesthésique de ces femmes est délicate et difficile. Les effets sympathomimétiques de la cocaïne par la vasoconstriction des artères coronaires jouent un rôle important sur la survenue de ces infarctus.

Les troubles du rythme cardiaque rencontrés chez ces femmes sont des tachycardies sinusales, des contractions ventriculaires précoces, des tachycardies ventriculaires, des fibrillations et des asystolies. D'autres anomalies cardiaques ont également été observées telles que des cardiomyopathies dilatées, des myocardites et des insuffisances cardiaques congestives.

Une toux chronique et une dyspnée sont les symptômes respiratoires les plus fréquents, surtout avec l'utilisation de crack. On peut aussi rencontrer des pneumothorax, des pneumomédiastins, des asthmes induits, des pneumonies d'hypersensibilité et des œdèmes pulmonaires. Néanmoins toutes ces manifestations respiratoires ne sont pas spécifiques de la toxicomanie à la cocaïne pendant la grossesse et peuvent donc se rencontrer aussi chez ces femmes toxicomanes non enceintes.

Les manifestations neurologiques ne sont pas rares. Les à-coups d'hypertension artérielle observés après administration de cocaïne jouent un rôle important dans la survenue d'accidents vasculaires cérébraux. Les hémorragies cérébrales sont le plus souvent associées à des anomalies vasculaires à type d'anévrysmes. Il peut se produire aussi des hémorragies sous arachnoïdiennes et des convulsions chez la femme enceinte cocaïnomane.

Chez cette population féminine, une hypertension artérielle avec des épisodes de convulsions pendant le travail pourrait évoquer une consommation récente de cocaïne et non une crise d'éclampsie classique. Les obstétriciens et les anesthésistes doivent être particulièrement prudents dans la prise en charge de ces femmes toxicomanes enceintes. Samuels a signalé l'intérêt du dosage plasmatique d'une substance particulière appelée « endothéline 1 » chez la femme enceinte toxicomane. Cette endothéline 1 (EDCF 1 ou Facteur de contraction dérivé de l'endothélium), est un peptide vasoconstricteur puissant formé de 21 acides aminés et libéré par l'endothélium de la paroi vasculaire. Le taux plasmatique de ce peptide chez les femmes toxicomanes enceintes est aussi élevé que chez les femmes enceintes non toxicomanes présentant une prééclampsie, et est supérieur au taux observé en cas d'hypertension artérielle chronique, ou au cours d'une grossesse non compliquée. Cette élévation de l'endothéline 1 pourrait contribuer à la surveillance des complications lors d'une grossesse chez la femme cocaïnomane.

L'atteinte hépatique est la principale conséquence digestive de la cocaïne. Certains auteurs ont observé des anomalies histologiques du foie au cours de la toxicomanie à la cocaïne, mais pour d'autres, seule l'augmentation modérée de certaines enzymes hépatiques, comme les transaminases, est constatée. Des ruptures du foie sont survenues chez des cocaïnomanes pendant leur grossesse entraînant un risque majeur de mortalité maternelle et fœtale. Cette atteinte hépatique résulte probablement des propriétés vasoconstrictives de la cocaïne, provoquant des spasmes vasculaires et des ischémies au sein du tissu hépatique. Un traitement chirurgical est parfois possible mais souvent difficile et délicat.

Des perturbations endocriniennes sont décrites. Une glycémie élevée secondaire aux effets des catécholamines est souvent observée chez ces femmes. Expérimentalement chez la brebis en gestation, la cocaïne entraîne une élévation des taux plasmatiques de certaines hormones telles que l'ACTH (Adréno-Cortico-Tropic Hormone) et le cortisol. La cocaïne pourrait agir directement sur la glande hypophyse de la mère ou par l'action sur l'hormone CRF (Cortico-trophin-Releasing-Factor), entraînant l'augmentation du taux d'ACTH plasmatique.

Des anomalies hématologiques sont possibles. Des thrombopénies sévères et transitoires ont été observées, responsables de complications hémorragiques parfois dramatiques. Ces thrombopénies pourraient être dues à un effet direct de la cocaïne sur la moelle osseuse par un mécanisme intime encore inconnu, ou par la production d'anticorps anti-plaquettaires spécifiques. Un cas de thrombopénie transitoire sévère induite par la cocaïne associée à une crise hypertensive a été décrite chez une femme enceinte.

2. **Conséquences obstétricales.** — Les complications obstétricales de la consommation de cocaïne sont nombreuses et peuvent être graves tant pour la mère que pour le fœtus.

Des ruptures de l'utérus ont été signalées sur un utérus cicatriciel associées à une déchirure de la vessie. Elles ont aussi été observées chez la toxicomane primigeste avec un utérus non cicatriciel. Elle se présente comme une douleur abdominale aiguë et brutale après une consommation récente de cocaïne. L'élévation du taux de noradrénaline plasmatique qui entraîne parfois une augmentation très importante de la contractilité de l'utérus, peut être une explication à ces ruptures.

Il est bien admis que l'incidence des avortements spontanés et des mort-nés est augmentée par la consommation de cocaïne. La vasoconstriction au sein de l'utérus, induite par la cocaïne, augmente les contractions utérines, entraînant ainsi des modifications brutales de la pression sanguine, responsable d'une hypoxie parfois sévère et prolongée chez le fœtus. L'inhibition des récepteurs bêta adrénergiques de l'utérus par la cocaïne contribue à augmenter les contractions utérines.

Pour Cohen, il existe une augmentation statistiquement significative des décollements du placenta par l'imprégnation de la cocaïne. Les hématomes rétroplacentaires sont probablement liés à l'hypertension artérielle maternelle qui caractérise notamment la phase aiguë de l'intoxication à la cocaïne. Ils sont assez fréquents chez ces femmes comme le montre la littérature. L'incidence de placenta *praevia,* c'est-à-dire de placenta inséré anormalement sur le segment inférieur de l'utérus, semble aussi augmentée chez ces femmes sous cocaïne. La fréquence élevée de travail prématuré dans cette population s'explique en partie par les perturbations hémodynamiques et de la contractilité utérine déjà décrites. Par là même le nombre d'accouchements prématurés est augmenté. L'incidence de la rupture prématurée des membranes et de liquide amniotique méconial, témoin d'une souffrance fœtale, est également plus élevée par la consommation de cocaïne.

Un travail d'une durée de trois heures, ou moins, chez la femme primipare cocaïnomane n'est pas rare. L'hypercontractilité utérine intervient très certainement dans la rapidité du travail.

3. **Tératogénie.** — Expérimentalement chez l'animal en gestation, l'administration de cocaïne pendant la période de l'organogenèse est tératogène car elle induit des malformations telles que des anomalies du squelette, des malformations oculaires, des dilatations ou un développement insuffisant des ventricules cérébraux, des anencéphalies, des hydronéphroses, des dilatations des uretères et de la vessie,

des cryptorchidies et des retards d'ossification du squelette.

Chez l'homme, de nombreuses malformations ont été observées chez des fœtus exposés à la cocaïne. Pour de nombreux auteurs, les malformations rencontrées au cours de l'exposition à la cocaïne ne sont pas dues à un défaut de l'organogenèse, c'est-à-dire du développement embryologique des organes. Les Anglo-Saxons parlent plutôt de *fœtal vascular disruption* ou de *disruption-defects.* Ce sont les conséquences des anomalies de la vascularisation fœtale liées aux effets vasoconstricteurs de la cocaïne qui provoquent des « obstructions vasculaires ». L'hypoxie du fœtus induite par la vasoconstriction utérine va entraîner des phénomènes hémorragiques, et des œdèmes chez le fœtus avec apparition de nécroses secondaires. La cocaïne est également responsable d'épisodes de vasoconstriction au sein de l'organisme fœtal. Tout cela est responsable des *disruption-defects* ou « obstructions vasculaires », c'est-à-dire d'anomalies de la vascularisation de différents territoires de l'organisme fœtal, qui subissent des variations de perfusion à différents moments de la grossesse. Ces perturbations de la vascularisation fœtale à des moments précis du développement peuvent en grande partie expliquer les malformations observées.

L'atteinte cardiaque est fréquente et diverse. Le développement embryologique normal du cœur dépend, entre autre, du flux sanguin fœtal et de l'oxygénation myocardique par les artères coronaires qui subissent les effets néfastes de la cocaïne. La vasoconstriction provoquée par la cocaïne entraîne une hypoxie fœtale qui est à l'origine d'anomalies de développement de certaines régions du cœur avec notamment une hyperplasie et une hypertrophie cardiaques.

Le système nerveux central (SNC) du fœtus est particulièrement sensible à l'action de la cocaïne.

L'augmentation du taux plasmatique de catécholamines chez le fœtus, induite par la cocaïne, est responsable d'une élévation de la fréquence cardiaque et de la tension artérielle. Ces éléments entraînent un risque d'accidents vasculaires cérébraux avec infarcissement cérébral. Les hémorragies intracrâniennes et les lésions ischémiques peuvent aussi être secondaires aux perturbations du débit sanguin cérébral, induites par la cocaïne. Le débit sanguin cérébral est élevé le premier jour de vie chez ces enfants exposés *in utero* à la cocaïne.

D'autres actions néfastes de la cocaïne peuvent perturber le développement du cerveau fœtal. En effet, au cours du développement cérébral du fœtus, la migration des neurones et leur arrêt précis dans leur trajectoire sont programmés génétiquement pour former les différentes couches successives du cortex. La cocaïne perturbe cette programmation et provoque pour de nombreux neurones des erreurs d'orientation dans les différentes couches corticales. Les localisations erronées de ces neurones ne leur permettent pas un fonctionnement optimal. Ces anomalies d'orientation se produisent entre le deuxième et le cinquième mois de grossesse. Entre le cinquième mois et le terme de la grossesse, la cocaïne provoque d'autres perturbations, notamment en interférant avec la circulation sanguine cérébrale et entraîne ainsi des épuisements métaboliques des neurones.

La cocaïne a aussi des effets néfastes sur le développement du tube digestif. Les perturbations vasculaires ont probablement une grande responsabilité dans la survenue de ces effets délétères en provoquant une hypoxie sévère de certains territoires de l'appareil digestif.

De graves anomalies du développement du squelette fœtal ont été identifiées après exposition à la cocaïne. Des malformations et des amputations de membres sont également décrites. Deux cas de sirénomélie ont été rapportés, qui comportent une soudure et un arrêt du développement des membres inférieurs qui se terminent en pointe avec une absence de pied. Il semble qu'en dehors des troubles vasculaires, la cocaïne puisse provoquer une altération directe de certaines cellules osseuses, les ostéoblastes, de mécanisme mal défini.

Seules les anomalies de l'appareil urinaire ont une association statistiquement significative avec la consommation de cocaïne. Il semble qu'il existe une relation significative entre la dose de cocaïne reçue et les anomalies génito-urinaires observées chez le fœtus et le nouveau-né. Chasnoff a constaté un syndrome de prune belly et une hydronéphrose dans un groupe d'enfants exposés *in utero* à la cocaïne. Des études récentes montrent une association significative entre la consommation de cocaïne et les anomalies urologiques incluant le syndrome de prune belly, l'hydronéphrose, l'agénésie rénale et urétrale, et une ambiguïté génitale.

L'exposition du fœtus à la cocaïne peut entraîner diverses anomalies de la physiologie fœtale. Sur le plan cardio-vasculaire, on peut constater des épisodes de tachycardie et d'hypertension artérielle chez le fœtus. Expérimentalement chez la brebis, la cocaïne administrée par voie intraveineuse entraîne une diminution du débit sanguin utérin pendant plus de quinze minutes, ce qui provoque une réponse hypertensive chez la mère et son fœtus. C'est l'augmentation des taux circulants sanguins de catécholamines, notamment de noradrénaline, qui est responsable de l'hypertension artérielle fœtale et maternelle. Il semble bien exister une hypertonie du système sympathique à l'origine d'une hypersensibilité aux catécholamines. Des travaux sur le rythme cardiaque du fœtus exposé à la cocaïne montrent qu'il existe une différence significative concernant la fréquence cardiaque qui porte sur les amplitudes oscillatoires et sur les scores d'accélération, mais il n'y a pas de différence pour le rythme cardiaque de base ni pour les scores de décélération.

Sur le plan respiratoire, les expériences chez la lapine ont mis en évidence une accélération de la maturation pulmonaire du fœtus avec l'exposition à la cocaïne. *In vivo,* chez la femelle du rat en gestation, on observe une augmentation de la maturation du surfactant, substance naturelle qui tapisse la face interne des alvéoles pulmonaires et participe à leur distension et donc au bon fonctionnement de la mécanique respiratoire. Cependant, des études *in vitro* sur des cultures de cellules n'ont pas constaté de modification de la production de ce surfactant.

Sur le plan rénal, l'index de résistance des artères rénales du fœtus est augmenté significativement par l'action de la cocaïne. La diminution de la perfusion des reins due à cette vasoconstriction entraîne une diminution de la diurèse fœtale.

V. — **Conséquences périnatales de l'abus de cocaïne**

Les complications périnatales et néonatales sont très variables d'un enfant à l'autre. Des conséquences minimes aux conséquences les plus dramatiques peuvent être observées.

La cocaïne possède deux actions principales. La première action est secondaire à ses effets pharmacologiques sur la circulation materno-fœtale et la contraction de l'utérus. La deuxième est due à son action directe neurotoxique sur les neurotransmetteurs et les neuropeptides du système nerveux central. Néanmoins, il n'a pas été identifié de syndrome spécifique du nouveau-né de mère cocaïnomane, contrairement, par exemple, à l'intoxication alcoolique qui entraîne le classique syndrome d'alcoolisme fœtal.

Malgré plusieurs enquêtes qui montrent un taux élevé de prématurité secondaire à l'usage de cocaïne, d'autres études, comme celle de Zuckerman, ne retrouvent pas de différence par rapport à la population générale. Par ailleurs, le risque de prématurité serait diminué par un facteur de 2 ou 3 lorsqu'une prise en charge rigoureuse de la grossesse de ces femmes est entreprise. Les complications obstétricales déjà citées (hématomes rétroplacentaires, ruptures prématurées des membranes, hypertension artérielle), et le statut socio-économique souvent précaire ont certainement une grande responsabilité sur ces prématurités.

Le retard de croissance intra-utérin (RCIU) semble habituel chez les nouveau-nés exposés à la cocaïne pendant leur vie intra-utérine. La taille et le poids sont réduits mais c'est le périmètre crânien qui semble le plus touché dans le RCIU lié à la cocaïne. Ces RCIU sont expliqués d'une part par la malnutrition fréquente de ces femmes toxicomanes et par l'effet anorexigène de la cocaïne, et d'autre part par l'action utéro-placentaire de la cocaïne. Les effets directs de la cocaïne sur la circulation utéro-placentaire provoquent une diminution du flux sanguin utérin par vasoconstriction. Monga a montré que le placenta soumis à l'imprégnation de la cocaïne produit moins de prostacycline et plus de thromboxane qu'à l'ordinaire. Cela participe à la réduction du débit sanguin utéro-placentaire. La diminution du transport de l'oxygène vers le fœtus entraîne une hypoxie fœtale qui lui stimule un relargage de catécholamines (surtout la noradrénaline) et une augmentation de la demande d'oxygène avec apparition d'une hypertension artérielle chez le fœtus. Il apparaît ainsi une souffrance fœtale chronique. Les taux plasmatiques de noradrénaline chez le fœtus et le nouveau-né exposés à la cocaïne sont augmentés. L'hypoxie et la malnutrition fœtales sont responsables de RCIU parfois sévères. La croissance du fœtus est également altérée par la cocaïne qui interfère avec la diminution de l'activité des transporteurs des acides aminés dépendants du sodium (alanine et leucine), au niveau des microvillosités et de la membrane basal du placenta. Les transporteurs des acides aminés non dépendants du sodium ne sont pas affectés par l'action de la cocaïne.

VI. — **Conséquences de la cocaïne chez le nouveau-né**

Les nombreuses complications maternelles et fœtales liées à la cocaïne peuvent évidemment retentir sur le nouveau-né et même l'enfant plus âgé au cours de son évolution.

Il n'y a pas de véritable « syndrome de sevrage » avec la cocaïne. Néanmoins, les nouveau-nés soumis à la cocaïne *in utero* présentent parfois des symptômes comparables à ceux décrits dans le syndrome de sevrage aux opiacés mais avec une moindre intensité (irritabilité, instabilité, hypertonie généralisée, trémulations, hyper-réflexie, diminution du sommeil, difficultés d'alimentation et hyperthermie). Il n'y a pas de traitement spécifique et cette symptomatologie disparaît habituellement en quelques jours. Il n'existe pas d'antidote actuellement bien établi pour la cocaïne. Un nursing attentif peut être suffisant. Parfois du phénobarbital peut être prescrit devant l'importance des troubles de l'alimentation ou du sommeil. Pour Sexson, la plupart de ces nouveau-nés apparaissent cliniquement normaux à la naissance. Néanmoins, on peut observer dans certains cas une dysmorphie du visage avec un aplatissement de la partie moyenne du visage. Des fentes labiales ont aussi été décrites chez ces enfants. Mais cette dysmorphie parfois observée n'est pas spécifique de l'imprégnation cocaïnique pendant la vie intra-utérine.

Sur le plan neurologique, les phénomènes hypertensifs peuvent être responsables d'accidents vasculaires cérébraux. Il est certain que les hémorragies intraventriculaires augmentent les risques de survenue de retards moteurs et intellectuels chez ces enfants. Ces accidents sont une source de troubles du développement neurocomportemental avec notamment une diminution des capacités d'organisation (échelle de Brazelton). On a observé chez ces nouveau-nés des troubles du comportement avec soit une agitation, soit à l'inverse, une trop grande passivité responsables d'une pauvreté du comportement interactif. Ces phénomènes sont souvent associés à des perturbations de leur état de veille-sommeil, avec une nette diminution du sommeil. Leurs capacités d'adaptation aux stimuli visuels et sonores peuvent être altérées. Kramer a constaté des épisodes de convulsion en période néonatale chez 16 enfants dont 7 présentant des crises électriques à l'électro-encéphalogramme (EEG). Les anomalies de l'EEG ne sont pas corrélées avec la gravité du tableau clinique. Doberczak a montré que chez ces nouveau-nés de mères cocaïnomanes les anomalies de l'EEG peuvent persister plusieurs semaines mais le plus souvent disparaissent avant l'âge de 1 an.

D'autres perturbations neurophysiologiques sont décrites chez ces nouveau-nés. Les potentiels évoqués auditifs (PEA) peuvent être anormaux avec une élévation des temps de latence entre les pics et une diminution des amplitudes. Cela démontre l'existence d'un ralentissement de la transmission auditive à travers le tronc cérébral et donc une diminution ou un retard de la myélinisation du système nerveux. Ces perturbations des PEA disparaissent assez tôt au cours de la vie.

La physiologie visuelle peut aussi être affectée par la cocaïne. Isembert a montré, dans son étude, que 78 % de ces nouveau-nés exposés *in utero* à l'action de la cocaïne ont des potentiels évoqués visuels

(PEV) diminués, et dans plus de la moitié des cas ces anomalies persistaient pendant la première année de vie.

Dixon a réalisé des échographies transfontanellaires (ETF) chez 32 nouveau-nés exposés *in utero* à la cocaïne. Il a mis en évidence des lésions hémorragiques dans un tiers des cas, une dilatation des ventricules avec atrophie cérébrale dans 10 % des cas, et des images échodenses ou des lésions kystiques de la substance blanche dans 13 % des cas.

La cocaïne est à l'origine de perturbations parfois sévères de l'appareil cardio-vasculaire chez le fœtus et donc également chez le nouveau-né. Des nouveau-nés ont survécu avec la présence de calcification du myocarde après exposition précoce à la cocaïne *in utero*. L'hypothèse qui peut être retenue est une ischémie avec nécrose au sein du myocarde suivie de calcification, en relation avec l'effet toxique direct et/ou vasculaire de la cocaïne. Ces ischémies du myocarde ont été néanmoins transitoires. L'action vasoconstrictive de la cocaïne peut donc intervenir sur les artères coronaires. Un infarctus du myocarde a été observé chez un nouveau-né de mère cocaïnomane.

Des anomalies ou des malformations cardio-vasculaires ont été décrites. Il s'agit surtout de sténoses pulmonaires, d'hémopéricardes et de transpositions des gros vaisseaux. On a également rencontré la persistance du canal artériel, une communication interventriculaire et interauriculaire, une atrésie pulmonaire, un cœur hypoplasique, une hypertrophie ventriculaire, un prolapsus des valves aortiques, et un ventricule unique. L'incidence d'arythmie cardiaque du nouveau-né serait augmentée.

Geggel a décrit un cas de tachycardie ventriculaire transitoire néonatale liée à une consommation de cocaïne par le fœtus. Ces anomalies de la conduction cardiaque (les troubles du rythme, notamment la tachycardie ventriculaire transitoire, les anomalies de voltage) peuvent être dues à l'augmentation de la stimulation bêta adrénergique et/ou à un effet toxique direct de la drogue sur le cœur.

L'augmentation de la fréquence cardiaque, de la pression artérielle et la diminution du débit cardiaque ont aussi été constatées expérimentalement chez l'animal et cliniquement chez l'enfant nouveau-né. Van de Bor a observé, par oscillomètre, l'augmentation de la pression artérielle et a évalué la diminution du débit cardiaque par échographie cardiaque Doppler au cours de la première journée de vie des nouveau-nés exposés *in utero* à la cocaïne. Mais dès le second jour de vie, il constate la normalisation de ces variables cardio-vasculaires. L'augmentation du taux circulant des catécholamines, notamment la noradrénaline, par blocage de leurs récepteurs par la cocaïne, serait responsable de ces effets cardio-vasculaires. Horn, dans son étude portant sur 12 enfants exposés *in utero* à la cocaïne, retrouve dans 50 % des cas une hypertension artérielle persistante ou une tension artérielle à la limite supérieure des valeurs normales, sans aucune anomalie rénale, cardiaque ou endocrinienne pouvant expliquer cette hypertension artérielle.

L'appareil digestif de ces nouveau-nés est très sensible aux effets vasculaires de la cocaïne qui peuvent être responsables de graves affections néonatales. On signale ainsi une augmentation de l'incidence des entérocolites ulcéro-nécrosantes chez les nouveau-nés à terme exposés à la cocaïne pendant leur vie intra-utérine, alors que cette pathologie est habituellement plus fréquente chez les nouveau-nés prématurés. Il s'agit d'une inflammation hémorragique nécrosante et ulcéreuse de l'intestin grêle et du colon, plus rarement également de l'estomac et du rectum. Nous savons que cette pathologie a de multiples facteurs favorisant dont la régulation de la perfusion intestinale et l'hypoxie qui peuvent être secondaires, notamment, à l'action de la cocaïne. On a également put observer des atrésies intestinales, notamment iléales, des ischémies intestinales avec perforations, des imperforations anales, et des infarctus mésentériques chez des nouveau-nés de mères cocaïnomanes pendant la grossesse.

La fréquence des infections potentiellement sévères est plus élevée chez les femmes toxicomanes, même à la cocaïne. Les complications infectieuses décrites chez les femmes héroïnomanes peuvent également être rencontrées chez les femmes cocaïnomanes. Les risques de contamination materno-fœtale sont importants, comme nous l'avons déjà signalé pour les opiacés. Ils sont dus surtout à l'utilisation intraveineuse de la drogue, aux conditions socio-économiques précaires, à la multiplication des partenaires sexuels sans utilisation de préservatifs, et à une malnutrition maternelle fréquente.

Minkoff a montré qu'il existe une relation entre la consommation de cocaïne, l'infection par le virus VIH et la syphilis. Dans son étude, 18,7 % des patientes consommant de la cocaïne sont séropositives pour la syphilis et n'ont, le plus souvent, pas eu de traitement, et 4,6 % de ces patientes sont aussi séropositives pour le virus VIH de type 1.

L'augmentation du risque d'infection par le virus VIH chez les mères toxicomanes par injection intraveineuse favorise aussi l'infection par le virus de l'hépatite B et l'hépatite C. La transmission de ces virus aux nouveau-nés est donc également plus élevée pour les enfants exposés à une toxicomanie telle la cocaïne. La cocaïne et la morphine ont un pouvoir très important d'augmentation de la virulence du virus VIH et donc de sa transmission materno-fœtale, la virulence du virus étant un des facteurs favorisant cette transmission.

VII. — **Devenir des enfants exposés *in utero* à la cocaïne**

Après la naissance, l'intoxication par la cocaïne peut se poursuivre par l'allaitement maternel. En effet la cocaïne et ses métabolites solubles dans les graisses passent dans le lait maternel. Si l'allaitement se poursuit parallèlement à la poursuite de la toxicomanie maternelle, le nouveau-né pourra présenter la persistance d'une symptomatologie associant trémulation, irritabilité, tachycardie, hypertension artérielle et troubles du comportement. Il semble donc indispensable de conseiller l'arrêt de l'allaitement si la maman poursuit sa consommation de cocaïne.

L'avenir de ces enfants peut être marqué par un développement neurocomportemental et intellectuel perturbé. Les conséquences des hémorragies cérébrales sévères ont certainement une grande incidence sur les retards moteurs et intellectuels à long terme de ces enfants. Les RCIU, avec microcéphalie importante, ont aussi un rôle néfaste sur le développement neurologique de ces enfants.

Les enfants exposés *in utero* à la cocaïne présentent fréquemment une diminution significative des échelles d'évaluation sur l'orientation, la motricité et le comportement. La plupart des auteurs constatent un retard du développement psychomoteur plus ou moins sévère chez ces enfants et de fréquentes difficultés scolaires.

Il est certain que l'action de la drogue sur le fœtus peut laisser une empreinte comportementale indélébile qui risque de compromettre la maturation et le développement de l'enfant à venir. Le devenir psychomoteur précis à long terme de ces enfants soumis à la cocaïne avant leur naissance n'est pas encore bien connu et nécessite donc un suivi très prolongé.

Néanmoins l'avenir de ces enfants est parfois extrêmement perturbé sur le plan psychologique.

Ainsi, Davis retrouve dans 94 % des cas un retard du langage, et une fréquence élevée d'autisme observée dans 11,4 % des cas. Ces enfants sont décrits par certains comme ayant peu d'imagination et de fantaisie, peu de contact dans les groupes de jeux scolaires. Mais pour d'autres auteurs, à l'inverse, le développement de ces enfants serait dans les limites de la normale.

Le risque de syndrome de mort subite du nourrisson (MSN) chez les nourrissons exposés *in utero* à la cocaïne n'est pas encore connu précisément. Néanmoins, plusieurs auteurs ont constaté une légère augmentation de la fréquence de MSN dans cette population, sans explications causales claires.

Plusieurs cas d'intoxication par la cocaïne chez des nourrissons et également chez des enfants plus âgés ont été récemment décrits et confirmés par l'analyse toxicologique des urines de ces enfants. Il s'agit principalement d'intoxications accidentelles ou, l'hypothèse la plus probable, d'une inhalation passive de crack consommé par la cellule familiale.

L'enquête de Leventhal portant sur l'identification des nouveau-nés à risque de subir une maltraitance future montre que dans 65 % des cas il existe une toxicomanie au cours de la grossesse. Ces enfants représentent donc une population infantile à risque de maltraitance élevé. Il est donc très important qu'ils puissent bénéficier d'un suivi très rapproché et très prolongé.

Il est certain que le devenir social à long terme de ces enfants semble le plus souvent désastreux. L'avenir de ces enfants ne peut être isolé des effets de son environnement familial où les difficultés socio-économiques et culturelles sont fréquentes. Nous constatons que ces enfants ont de nombreuses hospitalisations et placements qui, bien entendu, ne font que nuire à un bon épanouissement.

VIII. — Traitements médicamenteux de la cocaïnomanie maternelle

Les graves complications que la cocaïne peut engendrer chez la mère et son fœtus doivent inciter la mise en œuvre d'une prise en charge globale du problème de cette cocaïnomanie en période de grossesse. Face au puissant potentiel tératologique de cette drogue, le sevrage, par une équipe spécialisée, est hautement souhaitable. Il est certain que ce sevrage est particulièrement délicat et difficile chez tout cocaïnomane et notamment au cours d'une grossesse.

Certains tranquillisants peuvent être ponctuellement prescrits à ces femmes afin de favoriser la prise en charge, nécessairement pluridisciplinaire, du sevrage de la cocaïnomanie.

De nombreux essais de thérapeutiques médicamenteuses pour lutter contre la cocaïnomanie ont été effectués, mais sans résultats véritablement satisfaisants. Néanmoins, Landry et son équipe ont mis au point, aux États-Unis, des molécules issues du système immunitaire qui sont des anticorps monoclonaux contre la cocaïne. Ces anticorps permettent, *in vitro,* la dégradation de la cocaïne par une action de type estérasique qui ressemble à l'action physiologique de la destruction enzymatique. Ces travaux doivent encore se développer *in vivo,* c'est-à-dire dans l'organisme, pour espérer obtenir d'éventuelles applications concrètes. Le principal objectif de cette voie de recherche intéressante est de pouvoir détruire une grande partie de la cocaïne plasmatique avant qu'elle n'atteigne le cerveau. Il est évident que lorsque ces recherches aboutiront à des applications humaines, il faudra encore plusieurs études avant de pouvoir les utiliser chez la femme cocaïnomane enceinte.

Chapitre III

LE CANNABIS

Sur le plan épidémiologique le cannabis semble être actuellement une des principales drogues utilisées au monde. Il existerait environ 5 à 7 millions de consommateurs de cannabis en France dont 1 à 2 millions d'usagers réguliers. Il y aurait environ 20 millions d'usagers de cannabis aux États-Unis. Les jeunes y sont représentés en nombre croissant. Près de 12 % des élèves de 11 à 19 ans ont fumé au moins une fois du cannabis en France.

Appelé aussi « chanvre indien », le cannabis est connu de l'homme depuis la plus lointaine Antiquité. La plante appartient à la famille des urticacées et est originaire de l'Asie centrale. De nos jours, elle est principalement cultivée au Liban, au Mexique, au Maroc, au Pakistan et en Afghanistan, mais peut se trouver aussi aux quatre coins du monde. C'est une plante herbacée dont la taille varie selon l'endroit et le mode de sa culture. La marijuana et le haschisch proviennent du cannabis. Le haschisch est obtenu par la résine du cannabis et la marijuana, « l'herbe », par les feuilles et les fleurs séchées du cannabis.

Le cannabis se présente sous différentes formes en fonction de ses dérivés. Il est parfois mélangé avec du tabac et se fume en cigarette (les joints ou « pétards »). Le haschisch est conditionné sous forme de plaques ou barettes de résines séchées. Il a une couleur brunâtre et parfois noirâtre. Le cannabis produit aussi une essence végétale appelée « huile de cannabis », par distillation de la plante. Elle se consomme aussi mélangée à du tabac et fumée.

Le cannabis contient de nombreuses substances synthétisées par la plante dont les cannabinoïdes sont des molécules actives. Plus d'une cinquantaine de cannabinoïdes ont ainsi été identifiés dont le tétrahydrocannabinol ou THC possède la principale fonction psychoactive du cannabis. En fait, c'est plus précisément le delta 9-tétrahydrocannabinol qui possède les principaux effets psychotropes du cannabis. Pour plus de commodité, il est nommé simplement THC dans le texte. Les différents dérivés du cannabis contiennent une quantité variable de THC qui influence l'activité et la toxicité des produits. La marijuana en contient jusqu'à 5 %, le haschisch entre 5 et 10 %, et l'huile un pourcentage très élevé parfois supérieur à 50 %. Les quantités de THC sont en fait très variables selon les modes de production.

I. — Pharmacologie du cannabis

Le THC est lipophile et liposoluble. Il traverse facilement la barrière hémato-encéphalique et se fixe au sein du SNC qui est très riche en substances lipidiques. La principale action du cannabis se situe donc au niveau du SNC. Le THC introduit dans l'organisme, principalement par inhalation, y persiste longtemps, car sa demi-vie est de plus d'une semaine. Cela s'explique surtout par sa forte lipophilie. Le métabolisme du THC est surtout effectué dans le foie et son élimination est digestive et urinaire. Le métabolisme du THC produit différents métabolites qui sont aussi actifs sur le SNC. On observe notamment une oxydation du THC par action enzymatique qui le transforme, entre autres, en un dérivé actif ; le 11 hydroxy-THC.

De nombreuses études récentes suggèrent que le cannabis est une véritable drogue qui agit au niveau cérébral et ne devrait plus être considérée comme un simple produit anodin. La dépendance psychique au cannabis est probablement en relation avec la libération de dopamine qui est, rappelons-le, un neuromédiateur intervenant intensément dans les sensations de plaisir. Pour comprendre les effets cérébraux du THC, de nombreuses expériences animales ont été réalisées. L'équipe italienne de Di Chiara a obtenu des résultats particulièrement intéressants. Après perfusion de THC à des rats, elle retrouve un taux de dopamine dans leur cerveau deux fois supérieur à la normale. Ce taux de dopamine est similaire à celui obtenu par la perfusion d'héroïne. Lorsque ces rats sont traités préalablement par une substance bloquant les récepteurs au THC du cerveau, il n'y a pas d'élévation de dopamine par la perfusion de THC. Il semble donc que le cannabis agit comme l'héroïne, au niveau des récepteurs aux opiacés, pour provoquer la libération de dopamine. En effet, l'administration de naloxone inhibe la sécrétion de dopamine en réponse à la perfusion de THC chez le rat. Le THC a probablement une action indirecte par la libération d'un opiacé endogène naturel (endorphine). Le phénomène de dépendance psychique au cannabis est donc confirmé et lié à deux notions principales ; le plaisir qu'il produit par la libération de dopamine, et les sensations d'anxiété et de stress que son manque peut entraîner.

II. — Effets physiologiques du cannabis

Le cannabis est une véritable drogue psychoactive qui intervient sur le psychisme et donc sur le comportement de l'individu. Il semble diminuer le niveau d'anxiété. Les effets du cannabis sont liés aux substances cannabinoïdes telles que le THC. Il vient d'être mis en évidence la présence de récepteurs des cannabinoïdes au sein du SNC. Il semble exister deux types de récepteurs CB1 et CB2 que l'on retrouve principalement au sein du système nerveux mais aussi dans d'autres organes tels que le cœur et l'utérus.

Une substance naturelle endogène qui a une activité agoniste du THC a été identifiée ; l'anandamide. Cette molécule est synthétisée par le cerveau et provoque des effets physiologiques similaires à ceux du THC. Les multiples effets physiologiques du cannabis peuvent s'expliquer par les nombreux points d'action des substances cannabinoïdes. Ils agissent, en particulier, sur les neuromédiateurs noradrénergiques, dopaminergiques, sérotoninergiques et GABAergiques. Le THC possède donc une certaine activité avec les principaux neurotransmetteurs de l'organisme. On peut ainsi constater que le THC entraîne quelques effets physiologiques observés avec les endorphines ; ralentissement intestinal, dépression respiratoire.

A faible dose le THC facilite la recapture présynaptique de la dopamine et diminue sa libération dans la région intersynaptique. Par contre, à forte dose, le THC empêche la recapture présynaptique de la dopamine mais aussi celle de la noradrénaline. A forte dose, la libération de ces deux neurotransmetteurs est même augmentée. Le THC possède aussi des interaction avec les récepteurs du système GABAergique. Le système cholinergique est également atteint par le THC qui semble diminuer la transmission cholinergique au sein d'une région précise du cerveau ; l'hippocampe. Le THC a également une certaine action sur le système endocrinien hypothalamo-hypophysaire en augmentant le taux de prolactine sécrétée.

Rappelons que le cannabis est bien une substance particulièrement active dans l'organisme et qu'il faut plus d'une semaine pour que la moitié de la quantité de THC consommée soit éliminée par l'organisme. Le métabolisme du THC dans l'organisme a des conséquences particulières. En effet, le foie est un des principaux organes qui métabolise le THC en plusieurs métabolites eux-mêmes présentant une activité au sein du SNC (principalement le 11 hydroxy-THC). La particularité du cannabis est que plus sa consommation devient chronique et plus le métabolisme hépatique du THC croît. Par conséquent, progressivement l'usager chronique aura besoin de quantités plus faibles pour obtenir les mêmes effets. C'est ce que les pharmacologues nomment la tolérance cinétique inverse. Mais il faut noter que cette constatation est surtout pharmacologique, car dans la pratique les usagers chroniques auraient tendance à augmenter progressivement les doses utilisées. Le phénomène de tolérance entraîné par le cannabis existe réellement bien qu'il soit faible sur le plan quantitatif. C'est sans doute dû à la diminution progressive de la sensibilité des récepteurs. On constate alors, le plus souvent dans un premier temps, une augmentation de la fréquence des prises de cannabis, plutôt qu'une augmentation des doses de cannabis.

Les individus qui consomment du cannabis depuis longtemps et à fortes doses peuvent avoir une véritable dépendance à cette drogue. En cas d'arrêt brutal de leur toxicomanie, des symptômes de sevrage apparaissent dès la fin de la première journée et se prolongent pendant environ deux jours. Ils vont ainsi présenter une agitation avec anxiété et stress, une tendance à l'anorexie et des troubles du sommeil associés à une atteinte transitoire de l'état général.

III. — Conséquences générales du cannabis

Les effets du cannabis dans l'organisme varient en fonction de la teneur en THC des produits utilisés et également en fonction de l'utilisation ponctuelle ou chronique de la drogue.

1. **Effets psychiques.** — Les effets psychiques d'une consommation ponctuelle du cannabis sont surtout représentés par la classique ivresse cannabique qui est

brève et ne laisse pas de séquelle. Habituellement il entraîne une sensation de détente, d'apaisement et d'euphorie. Néanmoins une telle consommation ponctuelle de cannabis n'est pas toujours sans danger car cela peut être à l'origine de certains accidents de la voie publique.

La consommation chronique et régulière du cannabis peut provoquer des perturbations de la mémoire immédiate et du psychisme. On peut ainsi observer un syndrome confusionnel aigu, un syndrome schizophréniforme, mais aussi des troubles psychotiques chroniques chez certains sujets. Pour Andreasson, le cannabis serait bien un facteur étiologique de la schizophrénie. L'étude de Linszen montre que des épisodes psychotiques se révèlent plus fréquents chez les usagers réguliers de cannabis sans que ces personnes aient présenté d'autres facteurs de risque que le cannabis. A l'inverse, d'autres auteurs pensent que ces pathologies graves telles que la schizophrénie ne surviendraient que chez certains sujets prédisposés.

2. **Effets physiques.** — Habituellement le cannabis consommé de façon ponctuelle semble peu toxique. Néanmoins certains troubles organiques peuvent survenir, surtout si la quantité de THC consommée est élevée. On peut ainsi constater sur le plan digestif des douleurs abdominales, des vomissements et une diarrhée. Sur le plan pulmonaire il existe des épisodes d'irritation trachéo-bronchique, voire même de véritables crises d'asthme. Les rares réactions allergiques sont principalement secondaires aux impuretés contenues dans les mélanges de la drogue. Sur le plan cardio-vasculaire, on a pu objectiver des augmentations du rythme cardiaque et une diminution de la tension artérielle.

L'utilisation chronique du cannabis peut être source de nombreuses complications organiques dont certaines sont graves.

Le cannabis fumé se révèle être encore plus toxique que le tabac seul pour l'appareil respiratoire. En effet, les « joints » de cannabis contiennent beaucoup plus de substances toxiques qu'une cigarette ordinaire. On y trouve ainsi, par exemple, 3 à 5 fois plus de goudron. On peut constater chez ces toxicomanes, des bronchites récidivantes, une toux fréquente et, plus grave, une augmentation de cancers broncho-pulmonaires. On a également observé une baisse du transport de l'oxygène par l'hémoglobine des hématies vers les tissus, donc un pouvoir oxyphorique réduit.

Le THC serait également responsable d'une diminution de la fertilité. Il entraînerait une baisse du nombre de spermatozoïdes et de la qualité de ceux-ci par augmentation de spermatozoïdes anormaux et hypomobiles. Le cannabis semble aussi modifier les sécrétions des hormones testostérones chez l'homme et de LH (hormone lutéinisante) chez la femme.

Des activités potentiellement graves du cannabis sur le système immunitaire sont décrites. Plusieurs études *in vitro* avec des concentrations élevées de THC montrent des perturbations particulières. Ainsi, pour Klein, le THC et d'autres cannabinoïdes peuvent altérer le fonctionnement de certaines cellules de l'immunité, principalement les cellules lymphocytes NK (Natural Killer). On retrouve aussi des effets néfastes sur l'activité des cellules macrophages. Ainsi, Friedman a confirmé l'inhibition de certaines substances fondamentales, produites notamment par les macrophages, telles que les interférons qui ont un rôle important dans les défenses de l'organisme. Expérimentalement, Desoize a remarqué que le THC et d'autres cannabinoïdes sont à l'origine d'altération de l'ADN (Acide DésoxyriboNucléique), de l'ARN (Acide RiboNucléique), et de la synthèse des protéines de certains lymphocytes. Ces anomalies peuvent être à l'origine d'aberrations chromosomiques. Toutes ces différentes actions des cannabinoïdes sur le système de l'immunité cellulaire intime seraient responsables d'une sensibilité accrue aux infections mais aussi à certains cancers bucco-pharyngés et bronchopulmonaires notamment. Bien entendu, sur le plan pratique il est difficile de dissocier les effets du tabac et de l'alcool qui sont souvent consommés par les toxicomanes au cannabis.

IV. — Le cannabis chez la femme enceinte

Les estimations de la consommation du cannabis chez les femmes enceintes sont difficiles à préciser. Les analyses ont surtout été réalisées aux États-Unis où il y aurait chaque année entre 30 000 et 40 000 nouveau-nés de mères ayant utilisé du cannabis pendant leur grossesse. Certaines études sur la prévalence de la toxicomanie au cannabis au cours de la grossesse retrouvent des taux allant de 10 à 30 %. Parmi la population féminine américaine âgée de 15 à 25 ans, 50 % d'entre elles ont consommé au moins une fois du cannabis. Près de 6 % de cette population en consomme au moins une fois par semaine. La majorité de ces femmes vivent dans un milieu socio-économique défavorisé.

1. **Pharmacologie du cannabis chez la femme enceinte.** — Le THC et ses dérivés actifs traversent facilement le placenta pour atteindre le fœtus où ils se concentrent principalement au niveau du SNC. Les actions du cannabis sur le fœtus humain sont difficiles à apprécier précisément et font l'objet de controverses régulières. Néanmoins de nombreuses études expérimentales ont été effectuées. Ainsi chez la souris en gestation on constate qu'il existe des récepteurs endogènes aux cannabinoïdes de type CB1 au niveau de l'utérus. Peu après la fécondation et avant même son implantation, l'embryon initial de souris est por-

teur de récepteurs de types CB1 et CB2, et ceci très précocement dès le stade de quelques cellules pour les récepteurs CB2. Une activité précoce du THC sur l'embryon de souris serait donc possible.

Pour Tuchman-Duplessis le cannabis ne serait pas tératogène car aucune étude spécifique chez l'homme ne l'a établi. Pour Nahas, les effets du cannabis *in vitro* sur l'altération de l'ADN avec formation de cassures chromosomiques pourraient être responsables de malformations fœtales. Chez l'animal, des expériences ont montré qu'il existe une relation entre la consommation de cannabis, les retards de croissance des fœtus et les effets tératogènes. Sassenrath retrouve à travers des expériences chez la guenon traitée au THC par voie orale un taux élevé d'avortements.

2. **Actions du cannabis sur le développement du fœtus humain.** — Il semble bien qu'il existe une diminution modérée de la taille et du poids du fœtus et ultérieurement du nouveau-né. Ce retard de croissance modéré peut être secondaire à l'hypoxie potentielle du fœtus induite par la fumée du cannabis, et peut être aussi par la diminution du pouvoir oxyphorique de l'hémoglobine de la mère et probablement du fœtus. Bien entendu les conditions de vie précaires de certaines de ces femmes contribuent aussi à la survenue de certains retards de croissance fœtale.

Le cannabis a probablement des répercussions sur le comportement du fœtus. Le THC se diffusant facilement à travers le placenta peut atteindre le cerveau du fœtus. Comme chez la mère, il provoque une libération de dopamine cérébrale fœtale. Lors d'une toxicomanie maternelle régulière au cannabis, les périodes de non consommation vont induire des phénomènes de stress chez le fœtus qui perturbent le bien-être indispensable à sa bonne croissance.

V. — Conséquences néonatales du cannabis

En plus du retard de croissance staturo-pondéral on constate aussi une fréquente prématurité modérée.

Il n'y a pas de véritable syndrome de sevrage chez le nouveau-né. Néanmoins, une consommation régulière de cannabis pendant la grossesse, par au moins un « joint » quotidien, semble pouvoir provoquer chez le nouveau-né, dès la naissance, des effets neuro-comportementaux particuliers. Ainsi on peut constater une certaine hyperexcitabilité globale de l'enfant avec des tremblements, des anomalies de la vision, des troubles du sommeil avec une baisse du sommeil calme qui est confirmée par des électro-encéphalogrammes. Tous ces événements néonatals sont réversibles.

VI. — Devenir des enfants exposés *in utero* au cannabis

Il existe très peu d'études sur le développement psychomoteur à long terme des enfants exposés pendant leur vie intra-utérine au cannabis pour conclure avec certitude d'une absence de conséquence. En pratique, les anomalies du développement psychomoteur observées chez ces enfants seraient, en partie, en relation avec la précarité de l'environnement socio-économique de leur entourage.

Une toxicomanie au cannabis chez le nouveau-né et nourrisson peut se poursuivre par le biais de l'allaitement en cas de persistance de la toxicomanie maternelle, car le cannabis et ses dérivés passent très bien dans le lait. Des épisodes d'intoxication aiguë par le cannabis ont aussi été signalés chez des enfants qui ont avalé des mégots de « joints », parfois même au domicile familial. Cela peut entraîner des symptômes sévères avec des signes neurologiques tels que des troubles de l'humeur fluctuant avec une prostration suivie d'une hyperexcitation. Une tachycardie et une rougeur des yeux ont également été observées dans ces situations.

Néglia a rapporté dans une étude multicentrique que la fréquence des leucémies non lymphoblastiques serait 10 fois supérieure à celle de la population infantile générale chez les enfants exposés *in utero* au cannabis. Il est bien sûr difficile de faire, actuellement, la preuve du lien de causalité entre ces leucémies, qui sont d'ailleurs rares, et l'action du cannabis au cours de l'embryogenèse. Il faut néanmoins rappeler que le THC a, *in vitro,* des actions néfastes sur des éléments fondamentaux de la vie cellulaire que sont l'ADN, l'ARN et la synthèse des protéines. De plus, chez l'animal, il existe des récepteurs endogènes naturel aux cannabinoïdes de types CB1 et CB2 dès le stade embryonnaire de quelques cellules. Expérimentalement, le cannabis entraîne des anomalies dans la multiplication des cellules. De nombreux auteurs ont montré que le cannabis augmenterait le risque cancérogène chez l'homme.

Il est clair que le cannabis, quoi qu'en disent ses très nombreux partisans, ne doit plus être considéré comme sans danger. Il est nécessaire que les femmes cessent leur consommation de cannabis pendant leur grossesse, afin d'éviter les conséquences néfastes possibles pour leur fœtus mais aussi pour elles-mêmes.

Chapitre IV

LES HALLUCINOGÈNES

Les hallucinogènes font partie d'un groupe de drogues parmi les plus répandues sur la planète. Il existe de nombreux produits d'origine naturelle ou synthétique qui sont réunis sous le nom d'hallucinogènes ou encore de substances psychodysleptiques. En effet, ces divers produits peuvent provoquer d'importantes anomalies dans le fonctionnement psychique avec des conséquences parfois redoutables.

Sur le plan historique les hallucinogènes naturels d'origine végétale sont les plus anciennement connus. Ainsi, par exemple, la mescaline était déjà consommée par les indiens d'Amérique bien avant la conquête des européens. Elle provient d'une plante cactée appelée Echinocactus Williamsii. Bien d'autres végétaux possèdent des pouvoirs hallucinogènes tels le Yagé, l'Ibogaïne, le Cohoba, etc. Il existe de nombreux champignons aux pouvoirs hallucinogènes dont la principale substance toxique est la psilocybine que le peuple Aztèque utilisait déjà.

Actuellement ce sont principalement les hallucinogènes mis au point artificiellement qui sont les plus consommés. Le lysergamide, encore appelé LSD 25 (Lysergic Saüre Diethylamid) ou « acide », fut synthétisé par Hoffman en 1938. Il s'agit d'un dérivé de l'ergot de seigle facilement synthétisé et 100 fois plus puissant que la mescaline. Régulièrement de nouvelles drogues de type hallucinogène sont mises au point par des laboratoires clandestins. On y trouve ainsi le 2,5-diméthoxy-4-méthyl-amphétamine ou DOM, encore appelé STP (Sérénité-Tranquilité-Paix) qui possède un pouvoir hallucinogène 50 fois plus fort que la mescaline. On peut également citer comme exemple cette drogue proche de la mescaline qui a été synthétisée il y a quelques années ; la MDA (3,4-méthylene dioxyamphétamine) encore surnommée l'*ecstasy* ou « pilule d'amour ».

Parmi les drogues hallucinogènes de synthèse, la phencyclidine ou PCP (Phényl-Cyclohexal-Pipéridine), plus connue sous le nom de « poussière d'ange », est particulièrement redoutable.

I. — **Actions générales des hallucinogènes**

Les effets dépendent de la nature et de la quantité de substance consommée, mais aussi du sujet lui-même. Globalement, les hallucinogènes entraînent une hyperesthésie des sens. Il peut ainsi apparaître des phénomènes hallucinatoires de divers sens (hallucinations visuelles, auditives, olfactives, tactiles, et proprioceptives). Une hallucination est représentée par la conviction qu'a un individu d'une perception sans qu'il y ait d'objet réellement perçu.

II. — **Hallucinogènes et grossesse**

Les hallucinogènes sont très largement répandus dans la population des toxicomanes, mais l'épidémiologie précise chez la femme enceinte n'est pas bien évaluée, malgré l'évidence d'une consommation probablement importante, notamment chez les très jeunes femmes. Le LSD, particulièrement consommé, peut avoir certaines répercussions sur la grossesse, mais c'est la PCP qui se révèle être puissamment toxique.

III. — Le LSD

Le LSD, très prisé aux États-Unis, possède certaines répercussions sur la grossesse des toxicomanes qui nécessiteraient des études précises. Néanmoins, quelques expériences chez l'animal ont permis des observations. Chez la femelle du rat en gestation, l'administration de LSD est à l'origine d'un taux élevé d'avortements spontanés et de mort-nés. Il existe des controverses sur l'existence d'une éventuelle embryofœtopathie due au LSD. Des anomalies portant sur des chromosomes, surtout à types de cassures, ont été observées expérimentalement *in vitro,* mais également chez certains enfants exposés *in utero* au LSD.

IV. — La phencyclidine (PCP)

Depuis son retrait du marché pharmaceutique, la PCP est toujours fabriquée par des laboratoires clandestins. Les actions sur l'organisme et les conséquences pour le fœtus peuvent être très importantes.

La PCP fut découverte en 1956 comme médicament anesthésique utilisé par voie intraveineuse. On s'aperçut rapidement qu'il existait souvent chez l'homme des épisodes de délire difficiles à contrôler pendant plusieurs heures après une intervention chirurgicale dont l'anesthésie avait utilisé de la PCP. Elle fut donc retirée de l'utilisation humaine mais resta encore quelques années utilisée par les vétérinaires. La PCP a été rapidement détournée pour un usage toxicomaniaque et on s'aperçut qu'elle était à l'origine de comportements violents et antisociaux. La PCP est considérée, à juste titre, comme une des drogues les plus dangereuses entraînant un nombre élevé de décès.

Sur le plan épidémiologique, il n'y a pas de connaissance précise sur l'étendue de ce type de toxicomanie, mais elle demeure très utilisée chez les adolescents et les jeunes adultes aux États-Unis. Il est vrai qu'en France, sa consommation reste, heureusement, encore rare mais il faut rester vigilant et avoir une bonne connaissance des effets désastreux de cette drogue.

1. **Pharmacologie générale.** — La pharmacologie de la PCP est certainement une des plus complexe de toutes les drogues. La PCP peut être utilisée par les toxicomanes par inhalation, par absorption orale et par injection intraveineuse. En fumant, la PCP est rapidement absorbée et son taux maximal plasmatique est atteint en quinze minutes environ. Par la voie orale, le taux plasmatique maximal est atteint en deux heures environ. Près de 90 % de la quantité de PCP est métabolisé par l'organisme. Après avoir été fumée ou avalée, la demi-vie du PCP est particulièrement longue, environ vingt-quatre heures. Elle est principalement métabolisée par hydroxylation au niveau du foie et la plupart de ses métabolites sont inactifs. L'excrétion de cette drogue est surtout urinaire. La PCP traverse très facilement la barrière hémato-encéphalique pour se concentrer au sein du cerveau. La concentration est encore plus importante dans le tissu graisseux, d'où elle est secondairement relarguée dans la circulation sanguine de façon prolongée.

2. **Mécanismes d'action de la PCP.** — Les mécanismes sont complexes. La PCP a des effets inhibiteurs sur la recapture de la dopamine et favorise la libération des catécholamines. La PCP intervient aussi au niveau des canaux du potassium dépendant de l'ATP des membranes cellulaires qu'elle bloque au niveau cérébral et cardiaque. Elle favorise ainsi la pénétration intracellulaire du calcium et empêche la sortie cellulaire du potassium. La PCP possède aussi une action sur les récepteurs d'un complexe membranaire particulier, celui de la N Méthyl-D-Aspartate

(NMDA). Ainsi la PCP se fixe fortement sur les récepteurs de ce complexe et leur stimulation peut être à l'origine de perturbations neurologiques. Cette drogue peut aussi stimuler d'autres récepteurs membranaires comme les récepteurs Sigma. Cette stimulation provoque ainsi, comme le font beaucoup d'autres drogues, certains effets désagréables que l'on observe avec les opiacés.

La PCP provoque des perturbations psychiques. Cette drogue peut être à l'origine de sévères bouleversements psychologiques. On décrit de graves troubles du comportement avec une agitation et une violence envers autrui mais aussi une auto-agression sévère (certains se sont arracher un œil par auto-énucléation !) avec parfois même des suicides. On peut voir apparaître des états psychotiques, des états paranoïdes, des désorientations et des épisodes de catatonie chez ces toxicomanes.

Elle entraîne aussi diverses atteintes organiques. Elle peut ainsi provoquer une dépression du système respiratoire et des troubles cardiaques pouvant entraîner le décès. Des convulsions parfois violentes et un coma sont possibles. Certaines intoxications sévères à la PCP provoquent une rhabdomyolyse (destruction musculaire) avec une insuffisance rénale sévère possible.

3. **PCP et grossesse**. — La PCP traverse le placenta très facilement et se concentre dans l'organisme du fœtus et notamment dans son cerveau. Expérimentalement chez l'animal, on constate que la concentration plasmatique de la PCP chez le fœtus est supérieure à celle de sa mère. Le placenta permet également une partie du métabolisme de la PCP par hydroxylation qui est différente de celle réalisée par le foie.

Un RCIU est très fréquemment observé chez les enfants soumis *in utero* à la PCP. On constate aussi des déclenchements prématurés du travail. Une prématurité semble ainsi plus fréquente que dans la population générale des nouveau-nés.

Sur des cultures de neurones de fœtus humains, Mattson a observé que la PCP provoque une dégénérescence progressive et une mort cellulaire. Des vacuolisations apparaissent au sein de ces neurones fœtaux puis leur destruction. Les atteintes des neurones fœtaux ne semblent pas être dus à la stimulation du système du complexe NMDA. Par contre cela peut être secondaire à l'inhibition des canaux du potassium dépendant de l'ATP qui entraîne une augmentation de la concentration de calcium à l'intérieur de la cellule. On constate aussi des destructions d'autres cellules du cerveau, par exemple les astrocytes.

4. **PCP et nouveau-né.** — Les principaux effets de l'exposition à la PCP *in utero* chez le nouveau-né ou nourrisson sont surtout représentés par des anomalies neurologiques et comportementales.

Bien que plus rare, on observe parfois chez ces nouveau-nés un tableau clinique de syndrome de sevrage très proche de celui rencontré avec les opiacés. Dès la naissance, on peut constater une nette diminution des réflexes néonatals et une tendance à l'hypertonie généralisée de l'enfant. La PCP peut aussi être responsable de perturbations profondes du fonctionnement du système nerveux central de l'enfant.

5. **Conséquences sur le développement de l'enfant exposé à la PCP avant sa naissance.** — On peut observer au cours du développement de ces enfants la présence de difficultés de l'attention, des anomalies du comportement et plus tard des difficultés pour l'apprentissage en milieu scolaire. Néanmoins, les études sur le devenir de ces enfants demeurent restreintes et il est évident que d'autres études seront nécessaires pour une meilleure connaissance de leur avenir.

Chapitre V

ALCOOL, TABAC, BENZODIAZÉPINES

L'alcool, le tabac et les benzodiazépines ne sont pas des drogues au sens populaire du terme, mais ils rejoignent, sur les plans pharmacologique et souvent clinique, les caractéristiques d'authentiques drogues (dépendance, tolérance, syndrome de sevrage, etc.). Il est donc aussi particulièrement intéressant d'analyser leurs conséquences chez la femme enceinte, car la consommation de ces substances parfaitement licites est très élevée.

I. — L'alcool

Sur le plan historique, l'alcool est lui aussi connu depuis des temps immémoriaux. Par exemple, les premiers pharaons en consommaient déjà.

Il est nécessaire de préciser d'emblée que l'alcool est une véritable drogue mondialement répartie avec des conséquences catastrophiques sur les plans humains, familiaux et sociaux. Les conséquences potentiellement sévères sur la santé de l'homme sont multiples. L'alcool représente la troisième cause de mortalité en France. Il est également la source d'une importante morbidité (maladies neurologiques et psychiatriques, maladies hépatiques, maladies cardio-vasculaires, séquelles d'accidents de la voie publique ou de violence générale, etc.).

L'alcool peut aussi frapper l'enfant et cela avant même sa naissance au cours de sa vie intra-utérine.

Sur le plan épidémiologique, il y aurait en France environ 5 millions de buveurs dits « excessifs » d'alcool et parmi eux 2 à 3 millions seraient atteints d'alcoolisme. On dénombre aussi environ 20 % des hommes de 15 à 65 ans buveurs excessifs et 2 % des femmes de cette tranche d'âge. En France la consommation d'alcool par les jeunes est en augmentation régulière. Plus d'un adolescent sur trois consomme au moins une boisson alcoolisée par semaine. Vers 18 ans, on constate que 4 garçons sur 10 et que 1 à 2 filles sur 10 consomment de l'alcool plusieurs fois par semaine. En France, la toxicomanie alcoolique toucherait environ 6 % des femmes enceintes.

1. **Pharmacologie générale de l'alcool.** — L'alcool est une substance sédative avec des propriétés anxiolytiques. Il agit sur de nombreux récepteurs et notamment avec ceux qui ont une action inhibitrice de l'anxiété ; les récepteurs de type GABAergiques. Au niveau cérébral l'alcool agit, entre autres, par stimulation de la libération de dopamine. A l'inverse, lors d'un sevrage, on constate une diminution de cette libération dopaminergique. De nombreux travaux ont été consacrés aux effets pharmacologiques de l'alcool éthylique dans l'organisme.

Le métabolisme de l'alcool est principalement situé dans le foie et entraîne la formation, entre autres, d'un métabolite actif qu'est l'acétaldéhyde par réaction enzymatique qui fait intervenir l'alcool déhydrogénase. On a constaté qu'il existe des relations entre l'alcool et le système endomorphinique. Ainsi, lorsqu'un individu consomme de l'alcool de façon chronique, il va augmenter le nombre de récepteurs aux opiacés et le nombre d'opiopeptides de type endorphines. L'acétaldéhyde peut en outre avoir des réactions biochimiques avec certains neuromédiateurs pour obtenir des molécules qui possèdent des similitudes avec la morphine et agir sur les récepteurs naturels aux opiacés. Cliniquement nous savons qu'il existe des tolérances et des dépendances croisées entre l'alcool et les opiacés. Les héroïnomanes consomment également souvent de l'alcool.

2. **Alcool et grossesse.** — Depuis de nombreux siècles l'alcool était soupçonné d'être néfaste pour la descendance des femmes enceintes buveuses. C'est en 1968, en France, que Lemoine a décrit le premier un ensemble de signes retrouvés chez la plupart des enfants nés de mères alcooliques. Cinq ans plus tard, aux États-Unis, Smith et Jones feront les mêmes constatations qu'ils réuniront sous le terme de syndrome d'alcoolisme fœtal (SAF). Dans ce domaine, en France, Dehaene a effectué un très long et important travail de recherche et de prise en charge concernant les enfants porteurs d'un SAF.

La pharmacologie de l'alcool au cours de la grossesse montre qu'il se diffuse rapidement et facilement à travers le placenta pour atteindre le fœtus. L'alcoolémie du fœtus est voisine de celle de la mère. La dégradation et l'élimination de l'alcool par le fœtus sont difficiles et longues du fait de son immaturité hépatique. L'alcool se concentre aussi dans le liquide amniotique où il est réabsorbé par le fœtus, prolongeant ainsi son alcoolisation. L'acétaldéhyde diffuse également à travers le placenta vers le fœtus.

Il est certain que les effets néfastes de l'alcool sur l'embryon et le fœtus varient, entre autres, en fonction du degré de l'alcoolisation maternelle et du stade de la grossesse. Néanmoins l'alcool se révèle être une puissante substance tératogène.

L'alcool éthylique a une action directe sur les cellules au cours de l'embryogenèse. Il peut agir en diminuant le phénomène de division cellulaire et être ainsi à l'origine de malformations chez le futur enfant soumis à cette alcoolisation. Expérimentalement, Mukherjee a démontré, chez la guenon en gestation, le rôle de l'injection d'alcool à la mère sur la survenue d'une chute de la circulation sanguine du cordon ombilical entraînant une hypoxie chez le fœtus et donc une souffrance. Il existe donc une action toxique directe de l'alcool sur les cellules de l'embryon et du fœtus mais aussi une action indirecte par l'hypoxie et la souffrance engendrées. En outre la malnutrition maternelle fréquente aggrave les risques de souffrance fœtale chronique.

Les conséquences obstétricales de l'alcoolisation maternelle sont principalement une augmentation de la fréquence des accouchements prématurés, jusqu'à 50 % de plus que dans la population générale, et des hématomes rétroplacentaires. On constate aussi un nombre plus important de fausses couches et d'avortements spontanés.

3. **Conséquences chez le nouveau-né.** — A la naissance, une réanimation du nouveau-né est souvent nécessaire devant des difficultés de mise en route de la respiration.

Un véritable syndrome de sevrage peut survenir avant la douzième heure de vie. Il comporte une hyperexcitabilité avec des trémulations, des troubles du sommeil entraînant des perturbations à l'électro-encéphalogramme. Ce syndrome de sevrage à l'alcool du nouveau-né est moins prolongé que celui observé avec les opiacés.

Dès la naissance, l'enfant, né après avoir été exposé *in utero* à l'alcool, peut présenter un tableau de SAF. Ce syndrome comprend une dysmorphie du crâne et du visage tout à fait caractéristique, un RCIU, des malformations et des anomalies neurocomportementales.

L'incidence du SAF est bien entendu variable et en relation directe avec les modes de vie et les niveaux socio-économiques des populations. Ainsi, par exemple aux États-Unis dans certaines populations indiennes l'incidence avoisine 3 à 4 nouveau-nés pour 1 000 naissances. Dans la population noire américaine on retrouve environ 1 nouveau-né pour 2 000 naissances et dans la population blanche américaine environ 1 nouveau-né pour 3 000 naissances. En France, la moyenne de cette incidence est particulièrement élevée et voisine de 1 nouveau-né atteint de SAF pour 1 000 naissances, avec des variations géographiques jusqu'à 3 à 4 nouveau-nés pour 1 000 naissances notamment dans le nord du pays où l'alcoolisme y est important.

Le SAF correspond à une véritable embryofœtopathie alcoolique. La dysmorphie du crâne et surtout du visage est bien caractéristique du SAF. Elle comprend un rétrécissement des fentes oculaires (diminution de la taille des yeux), un nez retroussé en « trompette » avec une racine écrasée, un philtrum allongé et convexe avec une disparition de ses piliers, et enfin une réduction de la taille du menton qui est aussi en retrait. On reconnaît assez facilement cette morphologie particulière du visage.

Le RCIU est variable et souvent « harmonieux », c'est-à-dire qu'il touche à la fois le poids, la taille et le périmètre du crâne qui sont diminués. Il peut même dans certains cas entraîner un véritable nanisme.

Les malformations possibles dans le cadre de ce SAF sont diverses. Ce sont principalement des anomalies cardiaques, ostéo-articulaires et musculaires. On note aussi, bien que plus rarement, des spina-bifida et des fentes palatines entre autres. Des anomalies cutanées comme les angiomes tubéreux sont nettement plus fréquentes chez ces enfants porteurs de SAF.

Les anomalies neurocomportementales du nouveau-né secondaires à l'action de l'alcool sont fréquentes. L'alcool éthylique pénètre dans le système nerveux central du fœtus et y entraîne des dégâts aussi bien macroscopiques que microscopiques. Les neurones sont particulièrement vulnérables à ce puissant toxique. Le nouveau-né présente souvent un état de manque, de privation d'alcool. Il faut remarquer que les convulsions y sont fréquentes. Le plus souvent un simple traitement symptomatique par nursing et maternage suffit. La fréquente petitesse du crâne appelée microcéphalie observée chez ces enfants dans le cadre d'un RCIU est en relation avec un défaut de développement du cerveau. Des troubles neurologiques sont fréquemment observés à la naissance, en dehors du propre syndrome de sevrage. On constate surtout une hypotonie globale associée à une hyperexcitabilité et des difficultés de l'alimentation et du sommeil.

L'alcool absorbé par la mère passe dans le lait maternel. Lors de l'allaitement, le nouveau-né absorbera alors de l'alcool. Dans cette situation, il semblerait que les quantités d'alcool ingérées par l'enfant soient en faibles quantités. C'est la raison pour laquelle l'allaitement n'est pas contre-indiqué car il a beaucoup d'avantage notamment sur le développement fondamental des liens entre la mère et son enfant qui est souvent difficile dans ces situations.

4. **Devenir des enfants exposés *in utero* à l'alcool.** — Les conséquences à long terme de l'alcoolisation de l'embryon et du fœtus pour le développement futur de l'enfant, de l'adolescent et ensuite de l'adulte sont principalement liées aux difficultés neurocomportementales, hormis les séquelles des éventuelles malformations organiques. Globalement, l'évolution du développement psychomoteur est variable selon les individus mais apparaît souvent très perturbée. En France, Lemoine a constaté en 1992, dans son étude portant sur certains établissements de rééducation, entre 14 et 20 % d'adultes handicapés en relation avec une alcoolisation au cours de leur vie intra-utérine.

Le SAF représente en France une des principales causes de retard mental chez l'enfant. Ce constat n'est malheureusement pas encore bien connu du grand public et même de nombreux médecins.

Il est donc indispensable comme le signalent plusieurs auteurs dont Streissguth aux États-Unis et Dehaene en France, de réaliser un dépistage et une prise en charge très précoce du problème de l'alcoolisme chez les femmes enceintes et des conséquences chez les nouveau-nés victimes de cette toxicomanie particulièrement répandue.

II. — Le tabac

Historiquement, le tabac a été importé au début du XVIe siècle du continent américain vers l'Europe par Jean Nicot. Le tabac est une plante de la famille des solanées. C'est à partir des feuilles de ces plantes qui sont desséchées puis fermentées que l'on obtient les différentes variétés de tabac.

Sur le plan chimique, c'est la nicotine qui est la principale substance active du tabac. Elle a été identifiée au début du XIXe siècle par Vauquelin. La combustion du tabac produit près de 1 500 substances dont de l'oxyde de carbone, du formol, des carbures polycycliques, etc. La cotinine est le principal dérivé métabolite actif de la nicotine et possède une demi-vie très longue, environ vingt heures.

Sur le plan épidémiologique, le tabagisme est un des principaux problèmes de santé publique. La jeunesse est particulièrement touchée par cette authentique drogue et cela dès l'adolescence et parfois même dès l'enfance. La proportion du tabagisme féminin est de plus en plus importante. Ainsi près de 60 % des femmes âgées entre 25 et 35 ans fument contre 50 % des hommes de cette tranche d'âge. La proportion des femmes qui fument pendant leur grossesse est estimée entre 5 et 15 % en France. Ce pourcentage varie en fonction de la géographie, ainsi il est d'environ 5 % en Italie, 20 % aux États-Unis et 35 % au Royaume-Uni.

1. **Conséquences générales du tabagisme.** — Les conséquences sont particulièrement sévères et assez bien connues de nos jours. Il existe un risque de survenue particulièrement élevé de différents types de cancers, notamment ORL, pulmonaires et vésicaux, de pathologies cardio-vasculaires et de pathologies respiratoires chroniques.

Le tabac a des conséquences directes sur le plan neurocomportemental. La nicotine se révèle être une véritable substance toxicomanogène. Elle entraîne, au niveau cérébral, une augmentation de l'activité des neurones dopaminergiques avec facilitation de la dopamine. La dépendance psychique au tabac est une réalité, de même que l'existence d'un syndrome de sevrage maintenant bien reconnu. Ce syndrome associe notamment une intense envie de fumer, une anxiété, une irritabilité, des troubles de la concentration, une agitation, une tendance à l'augmentation de l'appétit et de la somnolence.

2. **Tabac et grossesse.** — Le tabac fumé au cours de la grossesse peut sans aucun doute avoir des effets néfastes tant chez la mère que chez le fœtus en développement.

Le tabac peut avoir une action sur le système hormonal. Il a été démontré que la nicotine entraîne une inhibition de certaines enzymes impliquées, entre autres, dans la production d'œstrogènes chez la femme. Elle agit par inhibition de l'aromatase et de la 11 Bêta hydroxylase. Expérimentalement, la nicotine et la cotinine peuvent inhiber l'activité enzymatique de la 11 Béta hydroxylase des glandes surrénales du fœtus et donc intervenir dans une possible diminution de production des œstrogènes fœtaux. Bremme a constaté dans une étude des faits curieux concernant par exemple l'augmentation des taux maternels de l'hormone gonadotrophine chorionique et de l'hormone lactogène placentaire chez la femme fumeuse et enceinte d'un fœtus de sexe féminin. A l'opposé, une diminution des taux des hormones prolactine et œstriol est constatée lorsque le fœtus est de sexe masculin.

Chez le fœtus, la nicotine et la cotinine sont excrétées dans les urines et se retrouvent au sein du liquide amniotique. Jordanou a effectué, dans son étude, des dosages de cotinine dans le liquide amniotique et les urines de femmes enceintes, puis dans les urines de leurs nouveau-nés. Les résultats sont particulièrement intéressants. Ils confirment l'existence d'une toxicomanie tabagique pour le fœtus de mères fumeuses, mais aussi, ce qui est particulièrement inquiétant, pour les fœtus de mères subissant un tabagisme passif. Ainsi il constate des taux de cotinine, dans le liquide amniotique, 8 fois supérieurs chez les femmes fumeuses et entre 2 et 3 fois supérieurs chez les femmes non fumeuses, mais subissant un tabagisme passif, que chez les femmes non exposées à la fumée de tabac.

Des conséquences obstétricales néfastes du tabagisme sont possibles. On a constaté une augmentation de la fréquence des décollements prématurés du placenta et de placenta *praevia*. Ces deux anomalies peuvent retentir sévèrement sur le fœtus et le nouveau-né.

Le risque de grossesses extra-utérines se révèle être 2 à 3 fois plus élevé chez les femmes fumeuses. On observe aussi un risque plus important de ruptures prématurées des membranes, source d'infections néonatales et d'accouchements prématurés.

3. **Conséquences chez le nouveau-né.** — Il est bien admis que le tabagisme maternel est à l'origine de RCIU qui atteint surtout la taille et le poids de l'enfant.

Ces RCIU semblent assez bien corrélés avec la quantité de tabac consommée. Le tabac agit sur différents points pour provoquer ces RCIU. La nicotine entraîne une vaso-constriction au sein de la circulation de l'utérus et du placenta et donc, une diminution du transport des nutriments et de l'oxygène pour le fœtus. Par ailleurs la nicotine diffuse bien à travers le placenta pour se concentrer chez le fœtus où il peut y exercer différentes actions. D'autres substances issues du tabac et diffusées chez le fœtus sont toxiques. Ainsi l'acide cyanhydrique et l'oxyde de carbone peuvent être responsables directement d'une hypoxie tissulaire fœtale et donc participer à la survenue d'une éventuelle souffrance chronique du fœtus et de RCIU. Le retard pondéral habituellement observé chez ces enfants est d'environ 200 à 300 g à la naissance.

Globalement il existe une prématurité plus fréquente dont l'importance semble être liée à l'intensité et à l'ancienneté du tabagisme au cours de la grossesse.

L'élimination de la cotinine s'effectue principalement dans les urines où sa demi-vie, particulièrement longue, peut atteindre plus de soixante heures, et jusqu'à cent soixante heures chez le nouveau-né. Cette durée est 2 à 3 fois plus importante que chez l'adulte.

D'autres anomalies physiques sont possibles chez le nouveau-né exposé *in utero* au tabac. Ainsi, Beratis a observé dans son étude récente, la présence d'une augmentation de la pression artérielle supérieure au 95e percentile, chez des nouveau-nés intoxiqués *in utero* par plus de 15 cigarettes quotidiennes. Cette élévation de la tension artérielle semble se normaliser au cours de la deuxième année de vie de l'enfant.

Le syndrome de la mort subite du nourrisson a fait l'objet de très nombreuses études et il semblerait que son risque soit multiplié par 2 lorsque les mères ont fumé jusqu'à 10 cigarettes par jour pendant leur grossesse, et même multiplié jusqu'à 5 fois si le tabagisme était plus important. Bien entendu, le tabagisme dit « passif » subit par le nouveau-né et nourrisson à partir de la naissance pourrait aussi jouer un rôle dans la survenue de ces morts subites.

Les affections ORL et pulmonaires sont aussi nettement augmentées chez les nourrissons subissant un tabagisme passif.

4. **Devenir des enfants exposés *in utéro* au tabac.** — Le tabagisme maternel pendant la grossesse peut provoquer un RCIU dont les signes peuvent persister pendant plusieurs années. Fox observe, dans son étude, la persistance du retard pondéral et statural chez des enfants âgés de 3 ans lorsque leurs mères ont poursuivi l'intoxication tabagique pendant leur grossesse. Par ailleurs, lorsque les mères ont cessé cette consommation tabagique au cours de leur grossesse, ces retards se révèlent moins importants.

Plusieurs auteurs ont indiqué qu'il y aurait une augmentation des risques de survenue de cancers chez les enfants exposés à un tabagisme parental et notamment à celui maternel. Il est encore difficile d'établir des précisions sur ces risques potentiels.

Sur le plan du développement psychomoteur et intellectuel, l'agression du fœtus par le tabac pourrait avoir certaines influences néfastes chez l'enfant. A cet égard, on peut observer chez ces enfants des résultats moins bons pour les tests d'acquisition des connaissances ou du langage. Plus inquiétant encore, l'étude récente de Drews qui portent sur plus de 200 enfants, suggère que le tabagisme maternel pendant la grossesse augmente le risque d'apparition chez leurs enfants de retard mental appelé « idiopathique ». Ainsi, dans cette étude, plus de 10 % des cas de retard mental « idiopathique » pourraient être en relation avec le tabagisme de la mère au sein d'une population dont 25 % des femmes ont fumé pendant leur grossesse.

III. — Les benzodiazépines

La consommation de médicaments complètement licites au cours de la grossesse peut poser, dans certains cas, de réels problèmes qui s'apparentent à de véritables toxicomanies. Sur le plan épidémiologique général, on estime qu'environ 1 femme sur 2 utilise au minimum un médicament pendant son premier trimestre de grossesse. On remarque aussi que dans un tiers des cas environ, il s'agit là d'une automédication. Il existe bien des médicaments reconnus comme étant tératogènes, mais de nombreux autres médicaments peuvent avoir certains effets néfastes sur le déroulement de la grossesse. Parmi les médicaments consommés par automédication, les anxiolytiques et hypnotiques sont en tête. Ainsi la France demeure un des pays qui en utilisent le plus, y compris par les femmes enceintes.

Les benzodiazépines (BZP) représentent la principale classe d'anxiolytiques et d'hypnotiques consommée. Les anxiolytiques ou tranquillisants sont encore appelés « pilules du bonheur ». En effet ils possèdent principalement des actions sédatives pour atténuer l'anxiété et, pour certains médicaments, facilité le sommeil. Ils ont donc une activité basée sur le SNC. Les anxiolytiques agissent principalement en facilitant la transmission GABAergique. Les BZP se fixent sur des récepteurs spécifiques de la membrane des neurones. Ces récepteurs aux BZP sont principalement situés sur le cortex cérébral. Ils se trouvent couplés aux récepteurs à l'acide gamma-aminobutyrique ou GABA. Le GABA est sans doute un des principaux neurotransmetteurs inhibiteurs du SNC et principalement du cerveau. Ce qui explique en grande partie l'action sédative des BZP.

Les BZD possèdent d'autres actions pharmacologiques au sein du cerveau. Ils interviennent dans la production de bien d'autres molécules que le GABA. Les BZD entraînent notamment une diminution du renouvellement de la dopamine et de la noradrénaline cérébrales. Certaines expériences chez l'animal montrent une production et un renouvellement de ces catécholamines qui sont augmentés au sein du cerveau lors du sevrage aux BZD.

A faible dose, les BZD provoquent une baisse de l'anxiété et à dose plus élevée une action sédative avec diminution de la vigilance. Ils ont aussi des propriétés anti-convulsivantes et myorelaxantes.

Le métabolisme des BZP est surtout effectué au niveau hépatique et donne des métabolites pour certains inactifs mais pour d'autres actifs. Ils sont aussi très liposolubles.

1. **Conséquences néfastes générales des benzodiazépines.** — La plus commune demeure la baisse de la vigilance avec sensation de fatigue. Ils peuvent aussi provoquer des perturbations de la mémoire par amnésie antérograde partielle. Il existe un problème de pharmaco-dépendance psychique bien réelle qui peut entraîner, à l'arrêt brutal de la prise médicamenteuse, une réapparition des symptômes initiaux de l'anxiété mais aussi un véritable syndrome de sevrage associant des tremblements, une confusion, un sommeil perturbé et parfois des convulsions.

Les phénomènes sédatifs et la baisse de la vigilance peuvent être responsables d'accidents de la voie publique. On parle parfois d'une authentique toxicomanie aux BZP, d'autant plus qu'elles peuvent être associées à certaines drogues illicites. Il faut signaler qu'il peut apparaître un phénomène de tolérance en cas de consommation chronique. Bien qu'il ne soit pas trop élevé, le risque de dépendance psychique aux BZD est bien réel. Cette dépendance pourrait être en partie liée au besoin que ressentent ces patients de poursuivre leur consommation de crainte de voir réapparaître les troubles décrits dans le syndrome de sevrage.

2. **Benzodiazépines et grossesse.** — Il faut rappeler qu'il y a sur le marché pharmaceutique de très nombreuses BZP disponibles. Elles possèdent des puissances et des durées d'action variables. Bien souvent la population générale pense que ces médicaments ont une parfaite innocuité et les utilisent en automédication, mais ils sont aussi encore très facilement prescrits par le corps médical, même chez la femme enceinte. Pourtant il existe bien des conséquences néfastes possibles pour le développement du fœtus et de l'enfant à venir.

Les BZP traversent facilement le placenta pour se concentrer principalement dans le SNC du fœtus. Il existerait un risque tératogène avec une augmentation des cas de fentes palatines. Ces risques se situent surtout lors de l'utilisation de BZP au cours du premier trimestre de grossesse. On a put également observer des perturbations du rythme cardiaque des fœtus exposés à des BZP.

3. **Conséquences chez le nouveau-né.** — Il existe plusieurs conséquences possibles de l'imprégnation par les BZP au cours de la vie intra-utérine. En effet, cela dépend de nombreux facteurs dont le type des molécules, la chronicité de la prise médicamenteuse par la mère et la poursuite de cette consommation au voisinage de l'accouchement. On peut alors observer soit des épisodes de sevrage, soit à l'inverse des épisodes d'intoxication aiguë par les BZP chez ces nouveau-nés.

L'intoxication se présente sous la forme d'une diminution du fonctionnement du SNC. Cela entraîne surtout un ralentissement respiratoire avec apnée secondaire prolongée qui peut être très grave, une hypotonie axiale associée à une baisse de la vigilance et du contact ainsi qu'à des difficultés d'alimentation. Dans ces situations, l'accueil pédiatrique à la naissance doit être immédiat, avec parfois la nécessité d'une assistance respiratoire. On peut être amené à utiliser un antagoniste spécifique des BZD ; le flumazenil en intraveineux et à la dose de 0,01 mg/kg de poids corporel, en quinze secondes et relayé, si nécessaire, par une perfusion continue à la dose de 0,01 mg/kg et par heure.

A l'inverse, le syndrome de sevrage aux BZP du nouveau-né est d'apparition variable selon les produits pris par la mère. Il peut comporter des tremblements généralisés ou des trémulations, une agitation exagérée avec hyperexcitabilité et une hypertonie globale. Une perturbation de l'alimentation et du sommeil du bébé est fréquente. Une attention particulière de ces nouveau-nés avec un simple nursing suffit habituellement à passer ce cap du sevrage. La plupart des BZP passent dans le lait maternel, l'allaitement sera proscrit si la maman poursuit sa toxicomanie à posologie élevée. Ainsi, certains BZD puissants doivent être totalement proscrits au cours de l'allaitement, d'autres peuvent être utilisés, si nécessaire, ponctuellement et en évitant les prises répétées. Les conséquences à long terme de l'exposition *in utero* aux BZD sur le développement de l'enfant ne sont pas connues et demandent des études précises.

TROISIÈME PARTIE

DÉPISTAGE ET PRISE EN CHARGE DE LA TOXICOMANIE MATERNO-INFANTILE

I. — Dépistage maternel

Le dépistage doit être compris non pas dans un sens « policier » avec une notion sous-jacente de « répression » derrière ce mot, mais dans le sens d'une aide efficace que l'on pourra apporter à ces femmes enceintes et bien entendu aussi à leurs enfants à venir. Il faut également une aide primordiale en amont d'une grossesse chez ces femmes.

Rappelons que la consommation de stupéfiants est reconnue comme étant un délit par la loi. C'est une des raisons pour lesquelles les jeunes femmes toxicomanes enceintes avouent rarement leur intoxication de peur d'une éventuelle répression. L'analyse de Cohen montre que 55 % des femmes toxicomanes à la cocaïne nient leur consommation pendant leur séjour à la maternité. C'est le cas pour la plupart des drogues illicites, mais aussi pour certaines drogues licites comme l'alcool par exemple. La majorité de ces femmes ne font pas suivre leur grossesse, d'autres se font suivre mais de façon très épisodique. L'ignorance des risques potentiels et des conséquences de la toxicomanie sur le développement de leurs enfants est parfois étonnante et inquiétante.

La toxicomanie par des produits licites comme l'alcool, le tabac ou les benzodiazépines peut être repérée chez certaines femmes par la mise en place d'un dialogue confiant avec un questionnaire rigoureux portant notamment sur les modes de vie. Les examens cliniques méticuleux, quand ils ont la chance d'être effectués, peuvent également relever certains traits habituels, par exemple en cas d'alcoolisation chronique. Dans ces cas précis des examens biologiques sanguins peuvent contribuer à l'identification de cette alcoolisation. Ainsi, dans cette situation, on peut constater, entre autres, une augmentation des taux plasmatiques de GGT (gamma-glutamyl-transférase). Le dosage de l'alcoolémie ne reflète pas l'éventuelle alcoolisation chronique de la mère mais une consommation d'alcool récente.

Il est intéressant de signaler l'importance que peut avoir l'opinion des infirmières et des sages-femmes dans le dépistage des femmes enceintes consommatrices de drogues illicites et / ou licites. En effet dans l'étude de Rosengren, cette opinion a été confirmée secondairement dans 22 % des cas suspectés.

Un accueil chaleureux, un interrogatoire rigoureux, associé à une attention particulière de ces femmes par l'ensemble du personnel soignant, peuvent dépister un grand nombre de ces toxicomanies.

Pendant la grossesse, l'analyse du liquide amniotique permet d'identifier l'exposition du fœtus à de nombreux produits toxiques. La plupart des drogues et leurs dérivés métabolites peuvent être dosés dans le liquide amniotique par différentes techniques biologiques, par exemple à l'aide de la chromatographie et extraction en phase solide. Comme cela a été signalé, plusieurs drogues peuvent, après administration expérimentale chez la mère, se retrouver avec une concentration élevée dans le liquide amniotique. Ce liquide a donc un rôle de réservoir pour les drogues et leurs dérivées. La déglutition naturelle du liquide amniotique par le fœtus permet la recirculation des drogues et ainsi la prolongation de l'exposition du fœtus à ces substances, contribuant aux complications parfois redoutables qu'elles peuvent provoquer.

En pratique, l'analyse du liquide amniotique pour la recherche de drogue est très rarement réalisée car cet acte comporte des risques pour le fœtus et peut en outre être ressenti comme traumatisant par ces femmes souvent très fragiles psychologiquement.

II. — Dépistage chez le nouveau-né

Les examens cliniques systématiques de chaque nouveau-né effectués dès la naissance avec une attention et une observation rigoureuses du comportement peuvent laisser évoquer une exposition prénatale à un ou plusieurs produits toxiques. La détection de la plupart des drogues et de leurs métabolites chez les nouveau-nés est réalisable par différentes techniques et sur plusieurs milieux biologiques. Cette détection est possible jusqu'à une semaine de vie, voire beaucoup plus longtemps selon le type de prélèvement.

1. **Les urines.** — Les recherches toxicologiques dans les urines des nouveau-nés exposés *in utero* à une quelconque drogue, par des techniques biologiques particulières comme la technique immunoassay, se révèlent parfois infructueuses si la toxicomanie de la mère a été arrêtée plusieurs jours avant l'accouchement, ou bien lorsque les urines sont prélevées plusieurs jours après la naissance. L'analyse toxicologique précoce des premières urines reste néanmoins une méthode facilement réalisable. Les toxiques et leurs métabolites y sont souvent retrouvés en concentration supérieure à celle du plasma. Des résultats positifs de ces analyses urinaires ne sont le reflet que d'une consommation récente de drogue par

la mère. Ces analyses ne sont pas très coûteuses mais des résultats faussement négatifs ne sont pas rares.

2. **Le méconium.** — L'analyse du méconium, qui représente les premières selles d'un nouveau-né, est possible. En raison de sa recirculation entérohépatique, il contient les concentrations des médicaments ou autres produits et de leurs métabolites reçus par le fœtus. Cette analyse est intéressante si on suspecte rapidement, dans les deux à trois premiers jours de vie, une éventuelle toxicomanie maternelle. Après ce délai, il semble tard pour retrouver un toxique dans le méconium. Les mesures d'analyse quantitative de drogues dans le méconium par les techniques biologiques radio-immunoassay peuvent objectiver le degré et la durée de la consommation de drogue par la mère pendant la grossesse. Sur le plan pratique la technique biologique de l'analyse du méconium reste assez complexe par rapport à l'analyse urinaire, mais plus fiable.

3. **Les cheveux.** — Une technique plus intéressante est certainement l'analyse toxicologique des cheveux des nouveau-nés suspects d'exposition *in utero* à une toxicomanie. Les médecins légistes utilisent cette technique depuis de nombreuses années. Pratiquement tous les médicaments ou drogues illicites peuvent être retrouvés à travers l'analyse des cheveux. Par l'intermédiaire de son follicule, le cheveu possède une connexion avec la circulation sanguine. Les nutriments qui pénètrent dans les cheveux pour assurer leur croissance, amènent avec eux différentes molécules qui peuvent ainsi être retrouvées à l'intérieur des cheveux.

Les drogues et de nombreux médicaments sont incorporés à l'intérieur du cheveu pendant la croissance de la tige et y restent pendant toute la durée de vie du cheveu. Le problème est d'extraire du cheveu le produit étudié. Pour cela le dosage biologique par radio-immunoassay est ensuite confirmé par spectroscopie de masse. La sensibilité du test est intéressante et voisine, dans certaines études, de 80 %. Le dépistage toxicologique sur les cheveux est donc utile car réalisable plusieurs jours après la naissance de l'enfant, pendant toute la vie du cheveu. On peut donc, si cela est nécessaire, après plusieurs jours de vie tenter de mettre en évidence une exposition *in utero* à une drogue quelconque. Pour améliorer l'efficacité de la recherche toxicologique sur des cheveux il est préférable d'avoir une quantité de cheveux suffisante souhaitée par les laboratoires spécialisés.

En pratique, s'il s'avère indispensable de confirmer une imprégnation toxique anté-natale, on analysera rapidement les premières urines du bébé et on recueillera du méconium pour compléter, si besoin, les analyses. Si malgré ces études toxicologiques, les résultats sont négatifs ou douteux, on pourra toujours aller plus loin en effectuant une recherche sur les cheveux du nouveau-né ou du nourrisson.

Ainsi l'analyse toxicologique de plusieurs milieux de l'organisme de l'enfant (urines, méconium, cheveux) peut contribuer à améliorer les recherches pour confirmer l'exposition *in utero* à un produit toxique.

III. — **L'avenir général des enfants**

L'avenir des enfants exposés *in utero* à une drogue dépend de nombreux facteurs. La tératogénie de certaines drogues est directement responsable d'anomalies cérébrales. Leurs séquelles sur le développement psychomoteur et intellectuel des enfants marqueront leur vie (tableau II). Il est certain que l'environnement dans lequel grandissent les enfants a une influence particulièrement décisive sur leur bien être affectif. Pour de nombreux auteurs, notamment nord-américains, l'évolution intellectuelle à long

Tableau II. — **Effets principaux de certaines substances illicites et licites sur le fœtus, le nouveau-né et l'enfant**

	Effets sur le fœtus	*Effets sur le nouveau-né*	*Effets sur l'enfant*
Opiacés	RCIU, SFA, RNSNC	Prématurité, syndrome de sevrage, intoxication aiguë, détresse respiratoire, infections	Troubles intellectuels et comportementaux possibles
Cocaïne	RCIU, SFA, RNSNC, avortements spontanés, tératogénie	Prématurité, malformations, troubles comportementaux, atteintes cardio-vasculaires, infections	Troubles intellectuels et comportementaux fréquents, troubles moteurs possibles
Cannabis	RCIU modéré, RNSNC, stress possible, anomalies possibles de l'ADN et l'ARN	Prématurité modérée, troubles comportementaux possibles	Troubles psychomoteurs possibles, risques de leucémies non lymphoblastiques accrus
Phencyclidine (Hallucinogène)	RCIU, RNSNC, anomalies des neurones possibles	Prématurité, syndrome de sevrage, troubles comportementaux	Troubles intellectuels et comportementaux possibles
Alcool	RCIU, SFA, RNSNC, avortements spontanés, tératogénie	Prématurité, syndrome de sevrage, SAF, malformations, troubles comportementaux	Retard mental, troubles psychomoteurs
Tabac	RCIU modéré, SFA possible, RNSNC, atteinte endocrinienne possible	Prématurité modérée, HTA	Risque accru de SMSN, risque accru de retard mental « idiopathique »
Benzodiazépines	RNSNC, tératogénie possible	Syndrome de sevrage, intoxication aiguë, détresse respiratoire	?

RNSNC : Réaction avec les neurotransmetteurs du SNC ; SFA : Souffrance fœtale aiguë ; HTA : Hypertension artérielle ; SMSN : Syndrome de la mort subite du nourrisson ; RCIU : Retard de croissance intra-utérin.

terme des enfants exposés aux opiacés pendant leur vie intra-utérine, est principalement liée à la qualité de leur entourage. La plupart des études sur le devenir des enfants de parents toxicomanes retrouvent des résultats inquiétants. On observe un taux élevé de séparation de l'enfant avec de multiples placements en familles d'accueil ou en pouponnières. Les abondons avec adoptions ultérieures ne sont pas rares. Le décès d'un ou des deux parents sont hélas également fréquents, suite aux nombreuses complications qui jalonnent leur vie telles que, entre autres, les overdoses ou le SIDA.

L'enfance des femmes toxicomanes a aussi été analysée. Elle est fréquemment marquée par de graves problèmes. On relève ainsi souvent une violence, une maltraitance physique et parfois même sexuelle. L'éclatement de la cellule familiale y est fréquemment constaté, de même qu'un alcoolisme et/ou une toxicomanie des parents. Plusieurs observateurs ont relevé une certaine corrélation entre une enfance maltraitée et une toxicomanie future. Il semble bien qu'il existe souvent un cercle tragiquement vicieux chez les enfants exposés *in utero* à une toxicomanie. Une véritable obscurité envahie l'avenir de ces enfants qui sera marqué, entre autres, par de sérieuses difficultés socio-économiques, un risque suicidaire et également une toxicomanie. L'alcoolisme maternel, ou souvent parental, est aussi une source de grandes difficultés pour les enfants exposés à cet univers dès leur vie anté-natale. Il règne fréquemment une atmosphère conflictuelle au sein de ces familles. Les violences et les négligences y sont malheureusement assez habituelles. Les parcours chaotiques de ces enfants soumis à un environnement toxique dès leur vie intra-utérine sont marqués principalement par une souffrance affective parfois majeure.

Cette souffrance est une véritable douleur qui envahie et imprègne leur vie. Avec un peu d'attention, il est aisé de la découvrir à travers leurs comportements et aussi de la lire au fond de leur regard. Le drame que vivent ces enfants se situe au sein d'une souffrance collective de toute la famille.

Tous ces divers éléments imposent une prise en charge globale des problèmes de la toxicomanie materno-infantile qui passe nécessairement par plusieurs objectifs dont :

— la prise en charge multidisciplinaire des toxicomanes ;
— la lutte concomitante contre la drogue, la misère et la pauvreté dans le pays et dans le monde ;
— l'éducation et la prévention des risques toxicomanogènes.

IV. — Prise en charge des femmes toxicomanes enceintes

La prise en charge des jeunes femmes toxicomanes ne peut sérieusement se concevoir qu'avec une équipe pluridisciplinaire. Cette équipe doit notamment comprendre le médecin traitant qui collabore avec le gynécologue obstétricien, le pédiatre, le psychiatre et les travailleurs sociaux. Prendre en charge une femme toxicomane est souvent difficile mais certainement pas impossible à réaliser. Cela demande principalement une obstination et une volonté de tous les intervenants dans un projet cohérent et spécifique à chaque femme.

Il est utile de préciser certaines recommandations importantes concernant la vie de ces femmes. La grossesse doit pouvoir être reconnue le plus tôt possible, malgré toutes les difficultés habituelles, par une écoute et une attention particulières de ces femmes toxicomanes, comme d'ailleurs de tous les toxicomanes. Il est aussi souhaitable qu'un service obstétrical puisse être capable de repérer rapidement l'existence d'une toxicomanie chez une femme enceinte, et parfois même pendant son accouchement lorsque la grossesse n'a pas été suivie. Lorsqu'une toxicomanie est ainsi suspectée ou confirmée, il est nécessaire que l'équipe obstétricale ne reste pas isolée mais prenne contact avec une équipe spécialisée dans le domaine de la toxicomanie pour établir une utile collaboration.

L'interruption volontaire et parfois médicale de la grossesse (IVG et IMG) sont parfois discutées avec ces femmes et si possible aussi avec le père. Les situations sociales et économiques extrêmes associées à une quasi absence de motivation à poursuivre la grossesse peuvent être à l'origine d'une IVG décidée par la femme. De même d'éventuelles malformations, secondaires aux effets de certaines drogues, diagnostiquées par échographie, peuvent parfois orienter la femme, après des explications concises, vers une IMG. Il est évident que ces situations, toujours pénibles et particulièrement anxiogènes, doivent être entourées d'un soutien psychologique attentif.

Prendre en charge une femme toxicomane exige un minimum de connaissances sur les toxicomanies par tous les intervenants au sein de la maternité. Il est aussi indispensable que les maternités et les unités de médecine néonatale puissent s'adapter d'avantage à ces problèmes qui sont en augmentation régulière. On perçoit déjà un certain changement des mentalités vis-à-vis des toxicomanes de toute nature, mais de gros efforts sont encore à poursuivre pour ne plus les considérer comme de simples marginaux de la société. S'occuper d'une femme toxicomane enceinte implique aussi de prendre en charge, quand il est présent, le père. La grossesse est d'abord un événement pour le couple ! Le travail multidisciplinaire permet un meilleur suivi de la grossesse par différentes personnes ayant des compétences spécifiques mais qui s'articulent entre elles. Dans ce domaine, en France, les réseaux « ville-hôpital », qui sont des associations régies par la loi 1901, sont particulièrement utiles car ils réunissent des praticiens libéraux et hospitaliers, des psychologues, des pharmaciens et des travailleurs sociaux. Leur nombre est hélas encore insuffisant.

V. — Prise en charge avant la naissance

L'assistante sociale a un rôle primordial. Elle doit pouvoir obtenir toutes les aides indispensables à l'amélioration des conditions de vie de ces jeunes gens qui vivent souvent dans la précarité. Il est totalement inconcevable et inacceptable de laisser vivre une femme enceinte dans un endroit insalubre, voire dans la rue ! Les besoins minimum pour le couple et le futur bébé doivent être assurés. L'objectif idéal est d'éloigner la future mère, ou le couple, d'un environnement où la toxicomanie est reine et les tentations puissantes.

La prise en charge psychologique est cruciale. Elle doit permettre, entre autre, d'élaborer un travail de soutien pour lutter contre les angoisses de cette future maman et, si possible aussi, ceux du futur papa. Le vécu affectif de la grossesse chez la femme et chez le père doivent être élaborés avec, notamment, les espérances qu'ils portent sur leur enfant à naître. Cette prise en charge psychologique devrait se poursuivre après la naissance de l'enfant.

Les craintes d'éventuelles malformations et d'une possible intoxication de l'enfant sont fréquemment exprimés. Quand cela est possible, la mère doit pouvoir être rassurée par des explications claires associées à une étroite surveillance obstétricale. L'équipe psychiatrique doit aussi, bien évidemment, s'occuper des autres troubles habituellement observés chez les toxicomanes.

Le travail de l'équipe obstétricale à la maternité est tout aussi important. Les bilans de surveillance habituels d'une grossesse seront, si nécessaire, renforcés avec notamment des échographies supplémentaires.

Les dépistages et les traitements curatifs ou préventifs d'éventuelles infections seront rigoureux. Les complications propres à certaines drogues consommées sont à rechercher. Les obstétriciens, les sages-femmes et les pédiatres doivent aider la femme ou le couple à préparer la venue de l'enfant. La préparation à l'accouchement est particulièrement nécessaire. Il n'est pas inutile de fournir des explications sur le déroulement de l'accouchement, sur l'anesthésie péridurale qui est la plus habituelle, sur le travail et aussi sur l'intérêt de l'allaitement quand il n'est pas contre-indiqué.

Il est souhaitable que le pédiatre qui s'occupera du nouveau-né puisse rencontrer la mère, bien avant la naissance, afin d'établir un climat de confiance.

Quelle est la place du médecin généraliste de ville ? Celle-ci est fondamentale et particulièrement importante si certaines conditions sont respectées. En effet, quand il existe, le médecin traitant est le pivot de cette prise en charge car il connaît, en principe, la patiente ou le couple. Sa place ne sera réellement importante que s'il travaille en étroite collaboration avec tous les autres intervenants (psychiatre, obstétricien, pédiatre, assistante sociale, etc.). Bien qu'il n'y ait pas de remède pré-établis, la femme toxicomane enceinte ne peut en aucun cas être prise en charge par un seul intervenant.

VI. — **Prise en charge de l'accouchement**

Quand l'accouchement est prévu, le pédiatre doit être présent à la maternité avant même la naissance afin d'assurer rapidement les premiers soins parfois vitaux au nouveau-né. Une éventuelle consommation récente par la mère de certaines substances telles que l'héroïne, est importante à connaître pour parer à ses conséquences chez le nouveau-né. Les accouchements de ces femmes se déroulent habituellement comme ceux de la population féminine générale avec une surveillance classique. Néanmoins, l'enregistrement de la fréquence cardiaque du fœtus au cours du travail peut être inhabituel chez les mères héroïnomanes. La réactivité et les oscillations du rythme cardiaque du fœtus sont souvent réduites. Ces éléments doivent être connus des obstétriciens et des sages-femmes. L'utilisation de l'anesthésie péridurale doit être très large pour limiter les besoins d'une anesthésie générale.

VII. — **Prise en charge après la naissance**

Le pédiatre a un rôle majeur pour la prise en charge initiale du nouveau-né. Il s'assure de l'absence d'anomalie visible, de la bonne vitalité générale et fournit les premiers soins indispensables qui sont parfois représentés par une réanimation intensive. Le plus souvent la naissance se déroule bien et l'enfant peut être laissé auprès de sa maman. Dans ces cas, il est indispensable que ce couple mère-enfant bénéficie d'une surveillance clinique rapprochée des premiers jours, pour dépister notamment un syndrome de sevrage. Quand il y a un risque médical pour le nouveau-né, son transfert dans une unité de médecine néonatale est effectué. Il peut ainsi bénéficier d'un traitement et d'une surveillance spécifiques par une équipe et un environnement spécialisés et adaptés.

Il est certain que la séparation de la mère et de son enfant est particulièrement nocive pour tous les deux. Néanmoins il y a des situations cliniques qui sont inconcevables avec le maintien du nouveau-né dans une simple maternité. L'idéal est de pouvoir hospitaliser le nouveau-né en compagnie de sa mère dans des structures adaptées. Ce sont des unités de soins mères-enfants qui sont hélas encore peu nombreuses en France.

Les conseils de puéricultures donnés à la mère sont indispensables. Les premiers jours de vie sont souvent difficiles notamment sur le plan de l'alimentation et du sommeil. Ces petits soucis, qui peuvent être perçus comme immenses par ces jeunes mères fragiles, sont traités par des moyens de nursing adéquats que l'on apprend à la mère. S'il n'existe pas de contre-indication, l'allaitement doit être conseillé et encouragé car il permet des moments particulièrement privilégiés et uniques pour l'union affective des deux êtres.

Comme chez de nombreuses femmes, mais encore plus fréquemment chez la toxicomane, les premiers jours suivant l'accouchement peuvent être marqués par l'apparition d'un découragement et parfois même d'une vraie dépression réactionnelle qu'il faut dépister et traiter.

Pendant le séjour à la maternité et/ou dans l'unité de médecine néonatale, le travail en commun de l'équipe multidisciplinaire se poursuit afin de préparer le retour au domicile dans les meilleures conditions. Ce retour doit se faire le plus tôt possible au sein de la famille, s'il n'y a pas de danger pour l'enfant. D'où l'intérêt de la préparation du retour dans des conditions acceptables tant pour l'enfant que pour la mère. La prise en charge ne doit certainement pas s'arrêter au retour au domicile. Il est nécessaire de poursuivre l'accompagnement de cette famille fragile sur une partie de la route de leur vie. L'idéal est d'obtenir progressivement l'adhésion de la mère, mais aussi du père quand il est présent et lui-même toxicomane, pour se diriger vers un sevrage complet. Ce sevrage, bien entendu, ne doit pas être précipité mais souhaité par la mère. Il importe, pour cela, de donner les moyens psychologiques, médicaux, sociaux, et surtout humains, pour un accompagnement permanent et sûr qui sera nécessairement prolongé.

Bien souvent, les grands-parents peuvent être d'une aide intéressante, notamment pour les conseils concernant les soins de nursing à apporter à l'enfant, mais aussi pour le soutien affectif des parents.

CONCLUSION

Le travail à effectuer pour aider les personnes toxicomanes en général et les femmes toxicomanes enceintes en particulier est évidemment complexe. Il importe de poursuivre et même d'améliorer davantage la prise en charge de ces femmes et de leurs enfants. Il faut parallèlement que le combat contre les trafics internationaux des drogues se poursuive. La lutte contre les toxicomanies illicites et les consommations de certaines substances licites doit aussi passer impérativement par l'élimination concrète et réelle de la pauvreté aussi bien à l'échelle nationale que mondiale. Pour élever l'homme au sommet de la dignité humaine, il est urgent de s'en donner les moyens. Les toxicomanies et l'alcoolisme provoquent, entre autres, des souffrances intolérables que l'on perçoit dans le regard des enfants victimes. De nombreux produits illicites mais aussi l'alcoolisme endémique sont à l'origine de séquelles directes ou indirectes sur le développement d'un très grand nombre d'enfants. Il n'est désormais plus acceptable d'ignorer ces conséquences tragiques.

Prendre en charge les problèmes complexes de la toxicomanie nécessite une formation efficace et une prévention puissante. Il est urgent qu'une véritable formation sur les toxicomanies soit effectivement donnée, notamment à tous les étudiants en médecine, mais aussi au cours de la formation médicale post-universitaire de tout médecin. Elle est également souhaitable pour d'autres professions comme les sages-femmes, le personnel infirmier, les travailleurs sociaux, le personnel judiciaire, les enseignants, etc.

La prévention est certainement fondamentale et nécessite une connaissance des principaux risques. Il serait particulièrement utile que les campagnes d'information des médias puissent être diffusées régulièrement au cours de l'année et à des heures de grande écoute. La plupart des femmes de la population générale ne connaissent pas les conséquences des substances potentiellement toxiques sur le développement de leurs bébés. Plus une information est donnée tôt dans la vie des individus et plus la prévention aura une efficacité. A cet égard il me paraît très intéressant que l'on puisse mettre au point un nouvel enseignement scolaire, qui serait généralisé dès l'école primaire, concernant l'acquisition de certaines connaissances sur les éléments nocifs pour le bon développement et le bien-être de l'homme.

L'éducation nationale, la justice et les responsables de la santé devraient collaborer étroitement pour mettre au point cet enseignement d'information et de prévention. Il faut ainsi créer des moyens didactiques adaptés aux âges et à la portée des enfants. Il est probable que cela ne résolve pas tous les problèmes de la toxicomanie mais cela peut contribuer à les réduire. Cet enseignement scolaire pourrait être intelligemment associé à d'autres préventions qui me semblent indispensables, tel que, par exemple, la maltraitance de l'enfance sous toutes ses formes.

Il faut se souvenir que toutes les séquelles possibles des drogues sur les enfants seraient parfaitement évitables par une abstinence au cours de la grossesse. Cela dépend principalement de l'information, de la prévention et de la prise en charge correcte de ces femmes, avant, pendant et après leur grossesse.

ORIENTATION BIBLIOGRAPHIQUE

OUVRAGES

Bachmann C., Coppel A., *La drogue dans le monde*, Paris, Albin Michel, « Points Actuels », 1991.

Dehaene P., *La grossesse et l'alcool,* Paris, PUF, « Que sais-je ? », 1995.

Fontaa V., Senninger J.-I. et coll., *Le médecin et le toxicomane. Guide pratique*, Thoiry, « Heures de France », 1996.

Geismar-Wieviorka S., Guionnet C., Guis G., *La méthadone*, Paris, PUF, « Que sais-je ? », 1997.

Karch S. B., *The pathology of drug abuse*, Boca Raton Floride USA, CRC Press, 2e éd., 1996.

Minkowski A., *L'art de naître*, Paris, Odile Jacob, 1987.

Pélicier Y., Thuillier G., *La drogue*, Paris, PUF, « Que sais-je ? », 8e éd., 1997.

Richard D., *La coca et la cocaïne*, Paris, PUF, « Que sais-je ? », 1994.

Richard D., *Les drogues*, Paris, Flammarion « Dominos », 1995.

Richard D., Senon J.-L., *Le cannabis*, Paris, PUF, « Que sais-je ? », 1996.

ARTICLES

Bongain A., Huss M., Gillet J.-Y., Toxicomanie et grossesse, *Rev. Prat.*, 1992, 42, 1004-1009.

Boutte P., Richelme C., Berard E. et coll., Le nouveau-né de mère droguée, *Press Méd.*, 1988, 17, 1405-1408.

Davidson-Ward S. L., Keens T. G., Prenatal substance abuse, *Clin. Perinatol.*, 1992, 19, 849-860.

Davis E., Fennoy I., Laraque D. et coll., Autism and developmental abnormalities in children with perinatal cocaine exposure, *J. Natl. Med. Assoc.*, 1992, 84, 315-319.

Day N. L., Richardson G. A., Prenatal marijuana use : epidemiology, methodologic, issues, and infant outcome, *Clin. Perinatol.,* 1991, 18, 77-91.

Dehaene P., Blum A., Le syndrome d'alcoolisme fœtal, embryofœtopathie évitable, *Le Concours Médical*, 1992, 114, 39, 3641-3646.

Drews C. D., Murphy C. C., Yeargen-Allsopp M., Decoufle P., The relationship between idiopathic mental retardation and maternal smoking during pregnancy, *Pediatrics*, 1996, 97, 547-553.

Esquivel T., Les enfants de parents toxicomanes, *Toxibase*, 1994, 4, 1-15.

Ferraro F., Dehaene P., Angiomes tubéreux cutanés chez les enfants porteurs d'un syndrome d'alcoolisme fœtal, *Arch. Pédiatr.*, 1996, 3, 511-512.

Ferraro F., Ferraro R., Massard A., Conséquences de la toxicomanie à la cocaïne pendant la grossesse sur le développement de l'enfant, *Arch. Pédiatr.*, 1997, 4, 677-682.

Finnegan L. P., Perinatal substance abuse : comments and perspectives, *Semin. Perinatol.*, 1991, 15, 331-339.

Hutchings D. E., Brake S. C., Morgan B., Animal studies of prenatal delta-9-tetrahydrocannabinol : female embryolethality and effects on somatic and brain growth, *Ann. N. Y. Acad. Sci.*, 1989, 562, 133-144.

Kanto J. H., Use of benzodiazepines during pregnancy labour and lactation with particular reference to pharmacokinetic considerations, *Drugs*, 1982, 23, 354-380.

Lejeune C., Floch-Tudal C., Montamat S. et coll., Prise en charge des femmes enceintes toxicomanes et de leurs enfants, *Arch. Pédiatr.*, 1997, 4, 263-270.

Little B. B., Van Beveren T. T., Placental transfer of selected substances of abuse, *Semin. Perinatol.*, 1996, 20, 147-153.

Louise Martin M., Khoury M. J., Cordero J. F., Trends in rates of multiple vascular disruption defects, Atlanta, 1968-1989 : is there evidence of cocaine teratogenic epidemic ?, *Teratology*, 1992, 45, 647-653.

Mattson M. P., Rychlik B., Cheng B., Degenerative and axon outgrowth-altering effects of phencyclidine in human fetal cerebral cortical cells, *Neuropharmacology*, 1992, 31, 279-291.

Parquet P. J., Bailly D., Vignau J., Toxicomanie et grossesse : une situation nouvelle et méconnue, *Sem. Hôp. Paris*, 1988, 24, 1649-1654.

Romieu-Prat M., Désir et maternité chez les femmes toxicomanes et séropositives, *Perspect. Psychiat.*, 1991, 30, 88-91.

Rurak D. W., Fetal behavioral states : pathological alterations with drug/alcohol abuse, *Semin. Perinatol.*, 1992, 16, 239-251.

Sampériz S., Millet V., Arditti J. et coll., Intérêt des recherches toxicologiques chez les nouveau-nés de mères toxicomanes par l'étude de plusieurs échantillons (urines, méconium, cheveux), *Arch. Pédiatr.*, 1996, 3, 440-444.

Sasco A. J., Conséquences du tabagisme sur la mère et l'enfant, *Rev. Prat.*, 1993, 43, 1227-1229.

Streissguth A. P., Dehaene P., Fetal alcohol syndrome in twins of alcoholic mothers : Concordance of diagnosis and IQ, *Am. J. Med. Genet.*, 1993, 47, 857-861.

Thadani P. V., Biological mechanisms and perinatal exposure to abused drugs, *Synapse*, 1995, 19, 228-232.

Weitzman M., Gortmaker S., Sobel A., Maternal smoking and behavior problems of children, *Pediatrics*, 1992, 90, 342-349.

TABLE DES MATIÈRES

Imprimé en France
Imprimerie des Presses Universitaires de France
73, avenue Ronsard, 41100 Vendôme
Novembre 1998 — N° 45 203